国家神经系统疾病医疗质量控制中心
National Center for Healthcare Quality Management
in Neurological Diseases

2024年国家医疗服务与质量安全报告

神经内科专业
（上海市分册）

主编 · 董 强 方 堃

上海市神经内科临床质量控制中心 组编

上海科学技术出版社

图书在版编目（CIP）数据

2024年国家医疗服务与质量安全报告. 神经内科专业. 上海市分册 / 董强, 方堃主编. -- 上海 : 上海科学技术出版社, 2026. 1. -- ISBN 978-7-5478-7463-9

Ⅰ. R197.1; R741

中国国家版本馆CIP数据核字第20256WW591号

2024 年国家医疗服务与质量安全报告：神经内科专业（上海市分册）

主编·董　强　方　堃

上海世纪出版（集团）有限公司
上 海 科 学 技 术 出 版 社　出版、发行
（上海市闵行区号景路 159 弄 A 座 9F－10F）
邮政编码 201101　　www.sstp.cn

开本 889×1194　1/32　印张 3.375
字数 60 千字
2026 年 1 月第 1 版　2026 年 1 月第 1 次印刷
ISBN 978－7－5478－7463－9/R·3414

编写工作组名单

顾　问

闻大翔　陆韬宏　狄建忠　王磐石　王拥军

主　编

董　强　方　堃

编　委

（按姓氏汉语拼音排序）

白青科　毕晓莹　蔡定芳　曹　立　陈　昕　付剑亮
韩　燕　李　刚　刘　军　刘学源　刘振国　陆学胜
聂志余　汪　昕　王　枫　王　刚　王　坚　魏文石
吴丹红　吴云成　翟　宇　赵玉武　庄建华

编写工作人员

（按姓氏汉语拼音排序）

程　忻　丁　晶　董　漪　李子孝　王春娟　谢亚男
杨　昕　张旭文　赵　飞　赵　珏　周晓宇

序

随着经济社会发展，上海市逐步迈入“老龄化”。根据《上海统计年鉴 2024》，上海市 2023 年户籍人口 60 岁以上老年人占比 37.37%。心脑血管疾病等慢性病成为上海市老年人口的主要疾病负担。神经系统疾病死亡专率 22.46/10 万，占死亡总人数 2.03%，循环系统疾病死亡专率 499.68/10 万人，占死亡总人数 45.24%。根据上海市疾病预防控制中心数据，本市 2023 年非腔隙性脑梗死报告发病率为 335.64/10 万，脑实质出血报告发病率为 42.83/10 万。因此，脑卒中仍是造成上海市居民疾病死亡的主要原因，且发病率和死亡率都呈逐年上升趋势。脑卒中是持续影响上海市居民健康的主要公共卫生问题之一。

上海市委、市政府历来高度重视脑卒中等慢性非传染性疾病的预防控制工作和与之相关的医疗服务与质量安全。

2009 年，原上海市卫生局授权依托复旦大学附属华山医院成立上海市神经内科临床质量控制中心。质控中心自成立之初，在上海市卫生局医政医管处的领导下，在国家卫生部神经内科医疗质量控制中心指导下开展工作，成立上海市神经内科临床规范诊疗和医疗质量控制专家组，指导开展我市神经内科临床医疗质量控制工作。继而，质控中心以信息化质控作为核心特色，创新推行卒中结构化电子病案，率先建立基于自动抓取关键指标的动态检查数据库，依托数据库对全市脑卒中病例实施全样本关键质量指标评价，显著提升质控工作效率和科学性。

2011年，当时的上海市卫生局按照医改工作的总体目标与要求，坚持“政府主导”和“全程化、精细化、高效化、绩效化、让公众放心满意”的工作原则，以实施“上海市加强公共卫生体系建设三年行动计划(2011—2013年)”为契机，组织开展了“上海市脑卒中预防与救治服务体系”建设，探索实践了“医防融合”“精细全程”的慢性病综合防治服务与管理，建立了职责明确、衔接有序、合作互动的脑卒中预防与救治服务体系和工作机制。全市建立起了由11家市级脑卒中临床救治中心(卒中中心)、25家区级脑卒中临床救治中心(卒中中心)、市和区疾病预防控制中心、市和区医疗急救中心、市和区健康教育所及全市社区卫生服务中心组成的“医防融合、区域分诊”的“上海市脑卒中预防和救治服务体系”，覆盖了健康教育、筛查、健康管理、干预、治疗、转诊、危重抢救和康复护理各环节。上海市脑卒中预防和救治服务体系自建成以来，充分发挥复旦大学附属华山医院作为上海市脑卒中预防与救治中心的技术支持核心作用，不断完善本市脑卒中预防与救治各项标准和规范，组织开展技术培训和科普宣传、持续强化对口支持和双向转诊机制。

自2014年《上海市脑梗死急救地图》(国内首部脑卒中急救地图)

发布，至2024年10月《上海市脑卒中急救地图(2024年)》发布，11年来上海已经陆续推出8版脑卒中急救地图，构筑起了“脑卒中60分钟黄金救治圈”以及市区两级脑卒中临床救治中心(卒中中心)联动的卒中救治网络。

上海市神经内科临床质量控制中心连续8年出版了《国家医疗服务与质量安全报告——神经内科专业(上海地区分册)》，通过持续分析上海市脑卒中临床医疗服务质量数据，为公众提供了相对全面、可靠的医疗服务质量信息和卒中病种信息，并极大地调动了各家卒中中心的积极性，提高了本市脑卒中救治与预防资源的均衡性，提高了市民获得服务的可及性，提高了卒中诊疗服务的质量。

脑卒中预防与救治是一项“功在当代、利在千秋”可持续发展的系统工程。上海市神经内科临床质量控制中心将继续在市委、市政府的领导下，在国家卫生健康委员会的支持下，在国家神经系统疾病医疗质量控制中心的指导下，依靠本市脑卒中预防与救治服务体系的所有医务工作者，继续做好全市脑卒中的预防与救治服务，共同为降低人群脑卒中发生率，提高脑卒中发生60分钟内到院率，提高急性脑梗死再灌注治疗率以及降低脑卒中复发率、致残率和死亡率，为让老百姓“不得病、少得病、晚得病”而不懈努力。

上海市卫生健康委员会
2025年9月

前　言

2020—2025年，国家卫生健康委员会连续发布了6版国家医疗质量安全改进目标，“提高急性脑梗死再灌注治疗率”连续6年被纳入，2025年更是排在第一。由此可见，国家卫生行政部门对脑卒中救治工作的高度重视。

在上海市卫生健康委员会、上海市医疗质量控制管理事务中心和国家神经系统疾病医疗质量控制中心的领导和支持下，上海市神经内科临床质量控制中心建立了上海市神经内科临床质量控制专家委员会，使上海率先建立了以脑卒中救治为标杆的神经内科临床质量控制协作网络，持续关注并改进我市“提高急性脑梗死再灌注治疗率”这一工作。依托上海市各级脑卒中临床救治中心（卒中中心）的配合协作，2013年起，上海市脑卒中预防与救治服务体系的建设推进了市区级脑卒中救治中心和我市脑卒中急救地图单位的院内组织化协调及院外救治能力。通过数年的医疗质量评价及持续性质量改进，使上海市脑卒中救治能力综合评价近年来连续在国家神经内科医疗质量报告中遥遥领先，成为国内神经内科医疗质量的体系建设和病种质量改进工作的“排头兵”，且连续 8 年出版了国内唯一的省级质控单病种质控报告(“白皮书”)，受到了国家神经系统疾病医疗质控中心和上海市卫生健康委员会的好评，连续获得优秀质控中心及优秀质控中心主任的称号。

2025 年上海市神经内科临床质量控制中心在前期基础上，总结 2024 年这一年的我市医疗机构神经内科临床医疗质量管理工作，继续出版此部省级单病种质控报告。本年度质控报告使用的数据以上海市脑卒中预防与救治服务体系(4S)和上海市医院评审和监测系统(SHVMS)的上报数据为主，并加入每年两次全市质控督查的数据，基本反映了上海地区神经内科专业医疗质量的现状与全貌。

因编写时间仓促，报告中若有不妥之处，恳请广大读者提出批评和建议。

2025 年 10 月

目　录

第一章
概　述

一、上海市神经内科临床质量控制中心 2024 年重点工作简介

上海市神经内科临床质量控制中心（以下简称“质控中心”）在上海市神经内科临床规范诊疗和医疗质量控制专家委员会指导下，开展我市神经内科临床医疗质量控制（简称“质控”）工作。至 2024 年，本市质量控制监测哨点医疗机构数量已达 86 家，包括 81 家公立医院总院/部、分院/部，5 家社会办医疗机构。

2024 年，质控中心共召开 4 次专家委员会工作会议，与会专家讨论了 2023 年质控中发现的问题，商定了 2024 年度质控计划及培训内容。

2024 年，质控中心共开展 4 轮质控培训，培训对象为参加质控的医疗机构神经内科、急诊科、脑血管病科科主任及质控联络员，共计 413 人次，培训内容结合上级行政部门要求开展重点培训，包括急性脑梗死再灌注治疗技术推广、向“死亡”学习等。

2024年质控中心开展了上下半年两次日常督查工作及一次专项督查。

2024年上半年，质控中心开展了针对《上海市脑卒中急救地图》单位/拟申请单位(共66家)全信息化质控督查工作。2024年下半年，质控中心针对全市开设神经内科的公立医院及社会办医疗机构(共86家)开展了质控督查工作。督查病种包括急性缺血性脑血管病(脑梗死和短暂性脑缺血发作)、脑出血、癫痫及帕金森病(此两类病种仅在三级医院中开展督查)。脑血管病的质控督查通过全数据库KPI计算方式开展，癫痫和帕金森病仍通过样本抽查结合盲法评分的方式进行。两次质控督查均形成结果报告(附录一及附录二)，上报上海市医疗质量控制管理事务中心，并反馈给各单位以促改进。

为进一步落实《关于印发〈上海市全面提升医疗质量行动工作方案(2023—2025年)〉的通知》(沪卫医〔2023〕49号)中关于提升急性脑梗死6小时内再灌注治疗率相关工作要求，在市区两级医政部门支持下，质控中心于8—10月针对浦东新区、嘉定区、普陀区、宝山区、奉贤区、松江区、金山区和青浦区等8个区开展提升急性脑梗死6小时内再灌注治疗率专项督查，反馈相关工作现况，商讨后续改进方案，取得一定成效。

本专业已制定脑梗死、短暂性脑缺血发作、惊厥性持续性癫痫发作、帕金森病和脑出血等5个单病种质控指标及神经内科专业质控指标。基于上海市医院评审与监测系统(以下简称“SHVMS”)开展日常指标监测。目前限于各单位结构化病史记录的设置不一致，平台难以从病史系统中有效提取部分关键信息，导致 SHVMS 显示数据不全，目前数据难以有效分析。质控中心将进一步配合事务中心及医政处推进各单位结构化病史进程，改进平台数据采集模式，便于日常监管工作开展。

根据《上海市全面提升医疗质量行动工作方案（2023—2025 年）》专项行动之五“织网”行动，质控中心于 2024 年新增区级质控、帕金森、癫痫 3 个工作组。目前我市 16 个区已建立 10 个神经内科区级质控小组，其中 8 个区在 2024 年初已建立，并向我中心上交 2024 年工作计划，2 个区于 2024 年下半年组建，逐步开展区级质控工作。另有 3 个区拟于 2025 年成立神经内科质控小组。

二、上海市市级医疗机构脑卒中结构化病案和自动上报进展

在上海申康医院发展中心指导下，由复旦大学附属中山医院牵头，神经内科专科联盟其他 19 家成员单位参与，成立专家组，根据卒中临床诊疗指南、技术规范和标准操作流程，建立卒中结构化病史模板，模板包括急诊首次接诊病程录、静脉溶栓病程录、血管内治疗病程录、入院录、出院前评估病程录、出院小结。通过多次沟通会议，试点单位医务处和信息技术部门将卒中结构化病史嵌合融入医院电子病历系统中并运行，在应用过程中结合临床工作实际，根据自动抓取的结构化电子病历数据，实施全程、全面医疗质量控制，并进行效果和效

率指标的分析和评价，结合评价结果对日常工作流程进行持续改进，对关键诊治节点进行及时更新，持续促进卒中医疗质量建设和服务能力。目前已实现 14 家联盟内单位的卒中结构化电子病历部署，并每周动态上传卒中相关病历。

截至 2024 年 12 月 31 日，六家试点单位（复旦大学附属中山医院、上海市第十人民医院、复旦大学附属华山医院、上海交通大学医学院附属仁济医院、海军军医大学第一附属医院、上海中医药大学附属曙光医院）及八家扩大试点单位（上海市第一人民医院、上海市第六人民医院、复旦大学附属华东医院、上海交通大学医学院附属瑞金医院、上海交通大学医学院附属新华医院、上海市第九人民医院、上海市同济医院、上海中医药大学附属岳阳医院）均已实现卒中结构化电子病历建设，每周上传数据至医疗质量平台。

（一）结构化病历上传数据分布

截至 2024 年 12 月 31 日，累计上传急性缺血性卒中患者入院记录 11 523 例，其中上海市第十人民医院上传数量最多，占比 32.4%；累计上传急性脑梗死患者溶栓病程录 310 例，其中上海市第一人民医院上传数量占比最大（42.2%）；累计上传血管内治疗患者病程录 237 例，其中海军军医大学第一附属医院上传数量占比最大（43.9%）；累计上传急性缺血性卒中患者出院前评估病程录 2 956 例，其中上海市第六人民医院上传数量最多（44.9%）；累计上传急性缺血性卒中患者出院小结 13 053 例，其中上海市第十人民医院上传数量占比最大

(19.7%)，其次为复旦大学附属华山医院(14.5%)；截至2024年12月31日，累计上传脑出血患者出院前评估病程录607例，其中复旦大学附属华山医院上传量占比超过一半(50.7%)；累计上传脑出血患者出院小结873例，上传数量最多的单位为海军军医大学第一附属医院，占比32.1%。复旦大学附属中山医院脑出血患者出院前评估病程录数量与脑出血患者出院小结数量吻合度最高。总体上传情况见表1-1。

表1-1　截至2024年12月31日卒中数据上传情况

市级医院	入院患者记录	卒中溶栓患者病程录	血管内治疗患者病程录	急性缺血性卒中患者出院前评估	急性缺血性卒中患者出院小结	脑出血患者出院前评估病程录	脑出血患者出院小结
复旦大学附属华山医院	2 183	0	0	0	1 888	308	0
复旦大学附属中山医院	640	59	34	786	1 158	22	28
上海市第十人民医院	3 736	8	0	0	2 570	0	64
仁济医院	66	1	1	22	1 450	0	144
海军军医大学第一附属医院	1 176	6	104	390	1 944	91	280
上海中医药大学附属曙光医院	1	0	0	1	0	0	0
上海市第一人民医院	347	127	7	155	275	1	20

（续表）

市级医院	入院患者记录	卒中溶栓患者病程录	血管内治疗患者病程录	急性缺血性卒中患者出院前评估	急性缺血性卒中患者出院小结	脑出血患者出院前评估病程录	脑出血患者出院小结
上海市第六人民医院	1 464	72	73	1 328	1 599	131	141
复旦大学附属华东医院	473	28	7	101	465	35	26
上海交通大学医学院附属瑞金医院	15	0	0	0	31	0	5
上海交通大学医学院附属新华医院	62	0	0	0	0	0	0
上海市第九人民医院	270	0	0	0	271	3	4
上海市同济医院	1 024	0	0	173	1401	16	161
上海中医药大学附属岳阳医院	66	0	11	0	1	0	0

（二）结构化病历上传数据质量分析

通过医疗质量平台的卒中数据可初步评估上海市级医院卒中住院患者的缺血性卒中和脑出血所占比例，以及静脉溶栓和血管内治疗比例，动态了解各单位每周收治患者分布情况。

目前数据提示各单位存在入院记录和出院记录数量不匹配的问题，可能与卒中模拟病难以及时识别有关，导致有些患者入院诊断为卒中但出院诊断为其他疾病或者入院诊断为其他疾病但出院诊断为卒中，该种现象可通过尽早完善头颅磁共振检查避免。各单位同时存在出院前评估记录数量少于出院小结数量的现象，可能由于未填写或填写格式有误导致未能上传成功，应定期监督提醒住院医师完善出院前评估病程录，以保证其与出院小结在数量上的一致性。

个别单位存在卒中溶栓患者病程录、血管内治疗患者病程录、脑出血患者出院前评估病程录及脑出血患者出院小结上传量为 0 的情况，可能由于神经内科未收治急性缺血性卒中再灌注治疗或脑出血患者，也可能由于未书写或书写后数据未被抓取，尚需进一步协调临床医师、医院信息部门和上海市申康医院发展中心医联部门共同核对数据。

三、2024 年神经内科医疗质量评价重点及增长点

根据《2024 年国家医疗质量安全改进目标》《上海市全面提升医疗质量行动工作方案（2023—2025 年）》要求，质控中心始终将“提高急性脑梗死再灌注治疗率”作为临床质控的重中之重，针对性开展了全市再灌注治疗技术及流程的培训，同时完成了日常和重点单位的现场质控工作。质控中心本着“公平、公正、公开”的原则，对各单位的情况进

行客观评价和及时的反馈，使各单位认识到自身优势和不足，精益求精，加强改进。2024 年急性脑梗死发病 4.5 小时内静脉溶栓率较去年略有下降，但已超过 50%(表 1-2，表 1-3)。

表 1-2　上海市近 2 年急性脑梗死静脉溶栓治疗关键数据对比

年　份	静脉溶栓例数	发病 4.5 小时内静脉溶栓率	DNT 中位数(分钟)	静脉溶栓患者住院期间死亡率
2024 年	4 593	50.36%	46	2.15%
2023 年	4 102	52.01%	45	2.57%

注： 发病 4.5 小时内静脉溶栓率＝发病 4.5 小时内到院急性脑梗死静脉溶栓例数/同期发病 4.5 小时内到院且无静脉溶栓禁忌的急性脑梗死例数×100%；DNT：door-to-needle time，到院至静脉溶栓给药时间。

2024 年，全市发病 6 小时内到院急性脑梗死开展急诊血管内治疗例数 1 093 例，同比增加 14.81%，但总体前循环大血管狭窄/闭塞治疗率仍较低。急诊血管内治疗患者住院期间死亡率为 7.32%，同比下降 1.38 个百分点。

表 1-3　上海市近 2 年发病 6 小时内急性脑梗死血管内治疗关键指标

年　份	血管内治疗例数	DPT 中位数(分钟)	急性血管内治疗患者住院期间死亡率
2024 年	1 093	146	7.31%
2023 年	952	155	8.72%

注： DPT：door-to-puncture time，到院至动脉穿刺时间。

2014年10月上海市脑卒中预防与救治中心(复旦大学附属华山医院)首度发布《上海脑梗死急救医院地图》(全国首张卒中急救地图),纳入了11家市级脑卒中临床救治中心。随着市中心居民外迁,为了更好地建立脑卒中院前1小时救治圈,2017年10月再次发布《2017版上海市脑卒中急救地图》,主要以11家市级脑卒中临床救治中心和25家区级脑卒中临床救治中心为主,将脑卒中救治圈从市中心铺展到周边郊区。2019—2023年,质控中心每年联合上海市脑卒中预防与救治中心(复旦大学附属华山医院)、上海卒中学会更新发布《上海市脑卒中急救地图》。在前一版的基础上,根据医疗机构前一年的脑卒中再灌注治疗医疗数据,将优秀单位纳入地图中;同时,对已纳入地图的单位进行考核,将数据不合格的单位归为建设单位。2024年10月29日,在第19个世界卒中日上,《上海市脑卒中急救地图(2024年)》(附录三)发布,共计61家医疗机构具备急性脑卒中的急救能力和较高的急救质量。

质控中心保留了传统的白皮书总结模式,连续且全面总结报道上海市预防与救治服务体系(以下简称"4S服务体系")数据库内重要信息,监测和管理卒中医疗质量关键绩效指标(以下简称"KPI")。从2013年数据库建立以来,4S服务体系数据库中已经纳入了累计超过29万例急性脑卒中的病例数据,为今后开展上海市卒中医疗质量管理等创新研究建立了良好的基础。截至2024年底,质控中心已经连续8年出版省级神经内科临床质量控制白皮书(图1-1)。

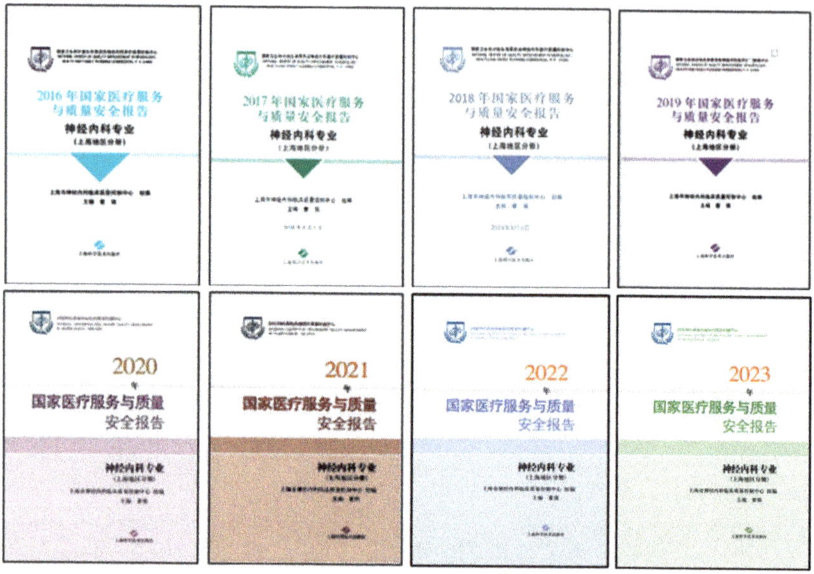

图 1-1　连续八年出版省级医疗服务及质量安全报告白皮书

第二章

急性脑梗死再灌注治疗医疗质量分析

根据《上海市全面提升医疗质量行动工作方案（2023—2025年）》专项行动之二“破壁”行动要求，至2025年底，全市急性脑梗死6小时内再灌注治疗率提升至50%（发病4.5小时内再灌注治疗率提升至45%）。质控中心始终将提升急性脑梗死再灌注治疗率作为核心工作，依托4S服务体系数据库平台，实现了对全市卒中救治关键数据的实时抓取与动态监测。对各哨点医院的再灌注治疗率、入院至静脉溶栓给药时间（以下简称“DNT”）、入院至动脉穿刺时间（以下简称“DPT”）等核心指标进行精准、系统的量化评估与排名，确保数据全面真实。质控中心不仅“报数据”，更致力于“促改进”。专家委员会对落后行政区组织现场督查和专项培训，深入分析数据背后的临床流程问题，如绿色通道堵塞、多科室协作不畅等，并针对性提出优化方案，推动各医院持续改进救治流程。以下将根据4S体系数据库数据及SHVMS数据，对我市再灌注治疗情况进行分析。

一、静脉溶栓治疗

4S 体系数据库显示，2024 年上海市 61 家脑卒中急救地图单位共上报发病 7 天内缺血性脑卒中患者 29 798 例，同比增长 4.55%。静脉溶栓患者总例数 4 593 例，其中 50 例最终诊断非急性脑梗死，静脉溶栓患者占所有发病 7 天内住院脑梗死患者的 14.39%。发病 4.5 小时内到院急性脑梗死 9 899 例，存在溶栓禁忌证 1 329 例，符合适应证且静脉溶栓患者例数为 4 316 例，静脉溶栓率为 50.36%，虽同比下降 3.17%，但已达《上海市全面提升医疗质量行动工作方案(2023—2025 年)》专项行动“破壁”行动目标。不同级别单位之间存在差异(表 2-1)，三级医院的急性脑梗死患者静脉溶栓率低于二级医院，且 DNT 更长，这可能与不同级别医院收治患者严重程度及复杂程度不同、卒中绿色通道持续优化多部门协调复杂程度不同有关。SHVMS 中的急性

表 2-1　上海市脑卒中急救地图单位发病 4.5 小时急性脑梗死患者静脉溶栓情况

医疗机构	单位数	静脉溶栓患者例数	发病 4.5 小时内静脉溶栓率(%)	DNT 中位数(分钟)
所有地图单位	61	4 316	50.36	45
三级医院	42	3 405	47.92	48
二级医院	19	911	55.98	41

脑梗死患者静脉溶栓治疗例数显著少于4S系统数据库，2024年静脉溶栓患者例数仅2 287例，分析数据发现为多家单位数据取值为0，与各单位数据传报信息有误及数据后台抓取不足有关。

静脉溶栓患者与未静脉溶栓患者相比，年龄无明显差异，女性比例略低；静脉溶栓患者就诊时美国国立卫生研究院卒中量表（以下简称"NIHSS评分"）中位数较未静脉溶栓患者高，这可能与临床践行《中国急性缺血性卒中诊治指南（2023年）》，将"轻型非致残卒中"列为相对禁忌证、轻症患者就诊时间超出静脉溶栓时间窗等原因有关。在危险因素方面，静脉溶栓的患者合并糖尿病、肥胖、既往缺血性脑血管病的比例更低，而合并房颤/房扑、周围血管病、吸烟、既往心肌梗死及其他心脏病的比例更高（表2-2）。

表2-2　急性脑梗死静脉溶栓患者与未静脉溶栓患者临床信息比较

临床信息	静脉溶栓患者 N＝4 255例	未静脉溶栓患者 N＝25 543例
年龄中位数(四分位数)	70(61，77)	70(62，78)
女性(%)	1 441(33.87)	8 782(34.38)
就诊时NIHSS评分 中位数(四分位数)	4(2，9)	2(1，5)
危险因素(%)		
高血压病	3 139(74.30)	19 181(75.09)
糖尿病	1 414(33.47)	9 791(38.33)
脂代谢紊乱	990(23.43)	6 309(24.70)

(续表)

临 床 信 息	静脉溶栓患者 N=4 255 例	未静脉溶栓患者 N=25 543 例
房颤/房扑	681(16.12)	2 357(9.23)
周围血管病	124(3.93)	691(2.71)
颈动脉狭窄	598(14.15)	3 583(14.03)
吸烟	816(19.31)	4 515(17.67)
肥胖	445(10.53)	3 722(14.57)
既往脑梗死或既往 TIA 史	743(17.59)	4 995(19.56)
既往心肌梗死史	87(2.06)	345(1.35)
既往其他心脏病史	391(9.25)	2 085(8.16)
既往其他危险因素	615(14.56)	4 158(16.28)

注：NIHSS：National Institutes of Health Stroke Scale，美国国立卫生研究院卒中量表；TIA：transient ischemic attack，短暂性脑缺血发作；肥胖定义：BMI≥28 kg/m^2，BMI=体重(kg)/身高的平方(m^2)。

从病因学方面来看，静脉溶栓患者的 TOAST 分型中，心源性栓塞型的比例更高，可能与心源性栓塞性急性脑梗死发病更急、疾病程度更重、临床预判溶栓疗效更好等原因有关。4S 体系数据库中急性脑梗死 TOAST 分型百分比与国内外文献报道中急性脑梗死 TOAST 分型百分比颇有差异，心源性栓塞占比显著偏低而大动脉粥样硬化型的占比偏高，这可能提示临床中未严格参照 TOAST 分型标准诊断大动脉粥样硬化型脑梗死，以及对于心房颤动等心源性栓塞病因的筛查比例不足或对于心源性栓塞的诊断不足(图 2-1)。

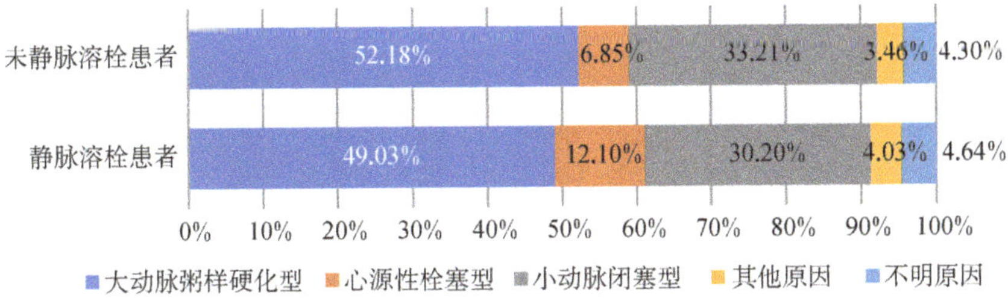

图 2-1　静脉溶栓与未静脉溶栓患者 TOAST 分型比较

在并发症方面，接受静脉溶栓治疗的患者在住院期间缺血性事件复发率低于未静脉溶栓患者，但出血及其他并发症的发生率更高，住院期间死亡率也较高(表 2-3)。这一差异与静脉溶栓患者本身病情较重有关，因此临床上应加强对该类患者住院期间并发症的防控，以降低并发症相关死亡风险。尽管如此，静脉溶栓患者 NIHSS 评分中位数由入院时 4 分降低至 1 分，且出院时无症状(改良 Rankin 评分，以下简称“mRS”=0 分)比例较未静脉溶栓患者更高(图 2-2)，表明静脉溶栓在脑梗死急性期治疗中具有必要性和显著疗效，应进一步提高符合适应证的急性脑梗死患者的静脉溶栓治疗率。

表 2-3　静脉溶栓患者与未静脉溶栓患者并发症及死亡情况比较

临 床 信 息	急性脑梗死 静脉溶栓患者 N=4 255 例	急性脑梗死 未静脉溶栓患者 N=25 543 例
并发症(%)		
肺炎	545(12.9)	2 203(8.62)
深静脉血栓	93(2.2)	463(1.81)

（续表）

临床信息	急性脑梗死 静脉溶栓患者 N＝4 255 例	急性脑梗死 未静脉溶栓患者 N＝25 543 例
肺栓塞	104(2.46)	585(2.29)
心肌梗死	38(0.9)	188(0.74)
消化道出血	112(2.65)	569(2.23)
再发脑梗死	222(5.25)	1 514(5.93)
再发脑出血	140(3.31)	419(1.64)
短暂性脑缺血发作	9(0.21)	108(0.42)
癫性发作	39(0.92)	223(0.87)
脑积水	21(0.5)	159(0.62)
泌尿系感染	90(2.13)	507(1.98)
压疮	20(0.47)	159(0.62)
抑郁	32(0.76)	301(1.18)
死亡(%)	98(2.32)	247(0.97)
出院时 NIHSS 中位数(四分位数)	1(0，4)	1(0，3)

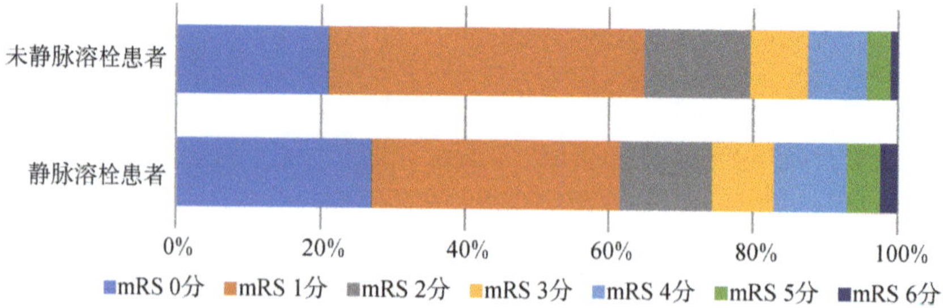

图 2－2　静脉溶栓患者与未静脉溶栓患者出院 mRS 比较

226 例急性脑梗死患者静脉溶栓时间超过了发病 4.5 小时，超窗静脉溶栓患者与窗内静脉溶栓的患者相比，男性患者比例更高（72.12% *vs.* 65.99%）、DNT 中位时间也更长（58 分钟 *vs.* 45 分钟），就诊时 NIHSS 中位数相仿（4 分 *vs.* 4 分）。部分患者可能在发病 4.5 小时内到院，但因卒中绿色通道流程过长而导致静脉溶栓时间超窗，另有部分超过发病 4.5 小时到院的患者在静脉溶栓治疗前需要多模式影像评估，因此拉长了到院至用药的时间。

超窗静脉溶栓患者合并高血压、糖尿病、吸烟的比例与窗内静脉溶栓患者相仿，合并心房颤动、颈动脉狭窄、既往脑缺血事件、既往心肌梗死的比例更低，而合并肥胖、脂代谢紊乱、周围血管病的比例更高。在病因学方面，超窗静脉溶栓患者心源性栓塞（9.18% *vs.* 12.27%）比例较低，大动脉粥样硬化的比例略高（49.49% *vs.* 48.94%），提示临床对于大血管闭塞的患者治疗更为积极。超窗静脉溶栓患者住院期间的出血并发症包括消化道出血（2.21% *vs.* 2.50%）和颅内出血（2.21% *vs.* 3.15%），较窗内静脉溶栓患者低，较 2023 年亦有明显下降（消化道出血 2.21% *vs.* 6.02%，脑出血 2.21% *vs.* 4.02%）；超窗静脉溶栓患者的死亡率亦低于窗内静脉溶栓患者（1.33% *vs.* 2.22%），出院时两组患者 mRS 评分 0～2 分的比例相仿（76.04% *vs.* 77.50%），提示临床对于超窗静脉溶栓患者的选择和住院管理均有明显提升。

二、急诊血管内治疗

根据 SHVMS 数据统计，上海市全市开展急性脑梗死血管内治疗的单位共计 53 家，其中三级医院 38 家，二级医院 15 家，2024 年急性脑梗死急诊血管内治疗共 2 394 例，其中三级医院 2 028 例，二级医院 366 例。根据 4S 体系数据库，2024 年上海市脑卒中急救地图单位急性脑梗死急诊血管内治疗共 1 726 例，较同期增加 15.92%；DPT 中位数为 153 分钟，较同期减少 22 分钟，病死率 6.55%，同比下降 1.11 个百分点；其中，发病 6 小时内到院急性脑梗死血管内治疗例数 1 093 例，占比 63.33%，DPT 中位数 146 分钟，较同期减少 9 分钟，病死率 7.31%，同比下降 1.47 个百分点。这提示上海市各脑卒中急救地图单位积极开展急性脑梗死急诊血管内治疗技术，并优化了院内绿色通道流程，提高了治疗的安全性。4S 体系数据库中血管内治疗例数显著低于 SHVMS 数据，主要原因为不同医疗机构(甚至同一医疗机构不同院区)再灌注治疗实际执行科室非神经内科，且后续住院期间的管理亦不在神经内科，不受神经内科专业质控约束，导致未实现同质化管理，建议质控事务中心牵头，探索针对单病种开展“多中心联合管理模式”。

2023 年 4S 体系数据库中新增“发病 6 小时内急性脑梗死血管累及范围”模块，2023 年此模块完整填写的比例低于 50%，2024 年完成该模块填写的比例为 82.14%，数据完整度较高，可真实反映临床实际情况。统计显示，发病 6 小时内到院的急性脑梗死 11 475 例，其中 1 990 例为前循环大血管闭塞/狭窄患者，有 635 例患者接受了急诊血管内治疗，急性脑梗死 6 小时内血管内介入治疗率为 33.42%，同比增加 5.08 个百分点，虽然数值增长较为迅速，但与上海市全面提升医疗质量行动工作方案 2025 年工作目标仍存在较大差距。质控中心将通过数据分析和走访调查，明确指标落后的原因，进一步整改提升。

在发病 6 小时内到院且存在前循环大血管狭窄/闭塞的急性脑梗死患者中，血管内治疗的患者与未行血管内治疗患者的年龄（中位数 71 岁 *vs*. 72 岁）和女性比例（33.86% *vs*. 33.14%）无显著差异，血管内治疗的患者就诊时 NIHSS 评分中位数显著高于未行血管内治疗的患者（13 分 *vs*. 4 分），四分位数分别为 9 分和 18 分。血管内治疗的患者中，合并高血压、糖尿病、周围血管病、吸烟、既往脑梗死的比例更低，而合并房颤/房扑、颈动脉狭窄的比例显著较高。以上数据提示临床对于急性脑梗死急诊血管内治疗的手术指征遵循指南推荐，严格筛选适宜的手术患者（表 2－4）。

表 2－4　发病 6 小时内前循环大血管狭窄/闭塞急性脑梗死血管内治疗和未行血管内治疗患者临床信息比较

临 床 信 息	血管内治疗患者 *N*＝635 例	未行血管内治疗患者 *N*＝1 265 例
年龄中位数（四分位数）	71(62, 79)	72(64, 79)
女性（%）	215(33.86)	410(32.41)
就诊时 NIHSS 评分中位数（四分位数）	13(9, 18)	4(2, 8)
危险因素（%）		
高血压病	449(70.71)	998(78.89)
糖尿病	199(31.34)	500(39.53)
脂代谢紊乱	94(14.8)	387(30.59)
房颤/房扑	252(39.69)	213(16.84)

（续表）

临 床 信 息	血管内治疗患者 N=635 例	未行血管内治疗患者 N=1 265 例
周围血管病	18(2.83)	63(4.98)
颈动脉狭窄	166(26.14)	419(33.12)
吸烟	116(18.27)	252(19.92)
肥胖	59(9.29)	113(8.93)
既往脑梗死或既往 TIA 史	113(17.8)	331(26.17)
既往心肌梗死史	13(2.05)	27(2.13)
既往其他心脏病史	65(10.24)	125(9.88)
既往其他危险因素	144(22.68)	287(22.69)

在病因学方面，发病 6 小时内到院前循环大血管狭窄/闭塞的急性脑梗死患者，发病原因以大动脉粥样硬化和心源性栓塞为主，而血管内治疗的患者心源性栓塞的比例显著高于未血管内治疗的患者，小动脉闭塞的比例极低(图 2-3)。

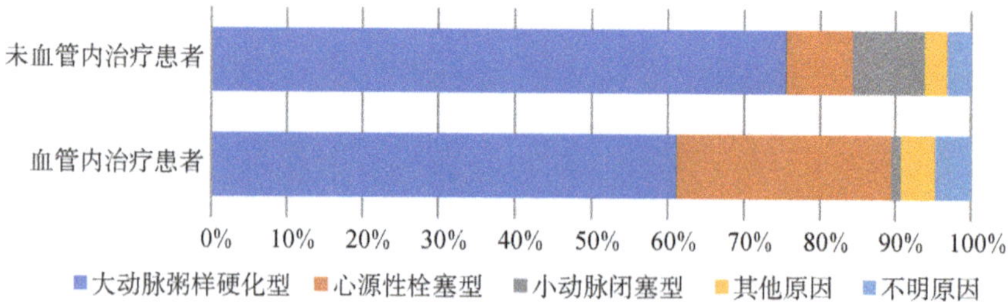

图 2-3　发病 6 小时内前循环大血管狭窄/闭塞急性脑梗死血管内治疗患者和未行血管内治疗患者 TOAST 分型比较

血管内治疗患者住院期间合并肺炎(41.42% *vs*. 14.78%)、消化道出血(6.46% *vs*. 4.58%)、颅内出血(9.13% *vs*. 4.35%)的比例较未行血管内治疗的患者显著较高,提示临床应更加注重术后患者呼吸道管理和出血并发症的预防。血管内治疗患者出院时 NIHSS 评分中位数较未血管内治疗高(5 分 *vs*. 2 分),但较就诊时 NIHSS 评分有明显改善(5 分 *vs*. 13 分)。两组患者出院时 mRS 分布见图 2-4,血管内治疗患者的整体预后较未行血管内治疗的患者差,与血管内治疗患者基线病情较重、住院期间并发症较多相关。

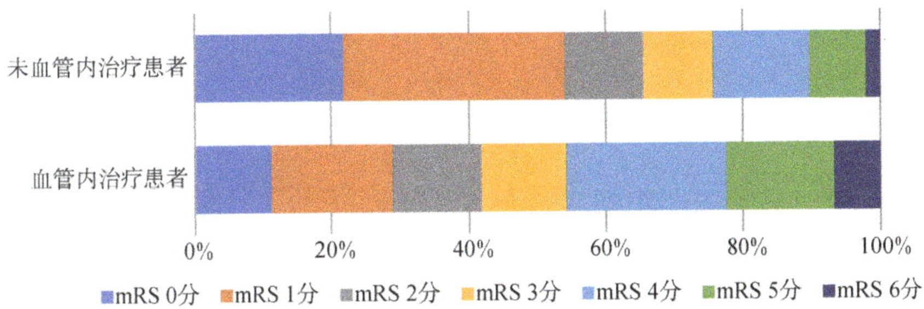

图 2-4 发病 6 小时内前循环大血管狭窄/闭塞急性脑梗死血管内治疗患者和未行血管内治疗患者出院时 mRS 比较

发病 6～24 小时到院的大血管闭塞性脑梗死经过严格影像学筛选后,部分存在缺血半暗带的患者仍可从血管内治疗中获益。4S 体系数据库数据统计显示,有 479 例为发病 6～24 小时到院且急诊血管内治疗的脑梗死患者,与发病 6 小时内行急诊血管内治疗的脑梗死患者相比,这些患者的后循环血管闭塞(18.79% *vs*. 13.72%)及大动脉粥样硬化(68.94% *vs*. 58.73%)的比例更高,而出现手术并发症风险、住院期间并发症风险、出院 mRS 分布及住院期间病死率相仿，体现我市急诊血管内治疗手术指征把握规范，医疗服务水平较高。

第三章
急性脑梗死及短暂性脑缺血发作单病种医疗质量分析

一、缺血性脑血管病患者流行病学特征

2024年1月1日至2024年12月30日，4S体系数据库共收录发病7天内急性脑梗死患者31 863例。其中，三级医院收治23 845例(74.8%)，二级医院收治7 862例(24.7%)，社会办医疗机构收治156例(0.5%)。男性患者20 912例，女性患者10 854例，男女比例为1.93∶1，略高于2023年(男∶女＝1.92∶1)。2024年，上海市急性脑梗死患者的中位发病年龄为70岁(四分位数62，77)，与2023年持平，表明本市急性脑梗死发病的年龄分布趋于稳定；性别差异依然显著，男性中位发病年龄为68岁(四分位数60，75)，女性为74岁(四分位数67，82)，女性患者发病较男性晚6年(图3-1)，这与女性绝经后心血管风险增加及预期寿命更长可能相关。

短暂性脑缺血发作(TIA)1 346例(0.3%)。TIA患者在不同级别医疗机构的分布为：三级医院收治964例(71.6%)，二级医院收治378例(28.1%)，社会办医疗机构收治4例(0.3%)。TIA患者的中位发病

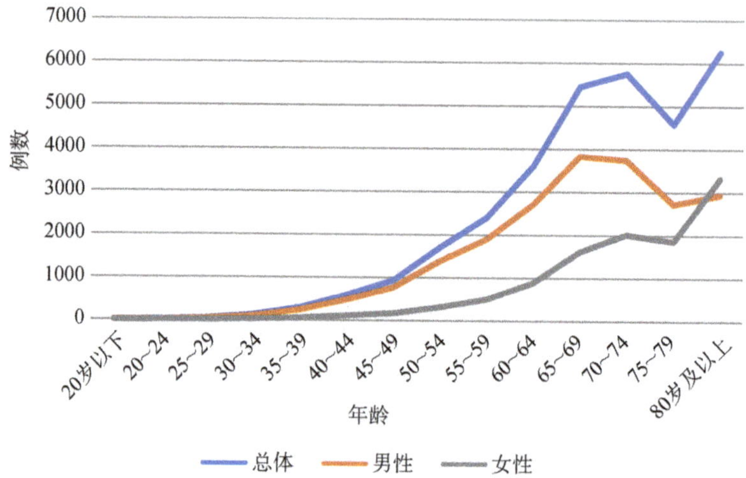

图 3-1　2024 年上海市急性脑梗死患者发病年龄分布

年龄低于急性脑梗死患者(69 岁 *vs*. 70 岁)，女性发病中位年龄差异更为显著(70 岁 *vs*. 74 岁)，女性占比亦更高(39.23% *vs*. 34.17%)。女性患者早发 TIA，早期临床干预，可能也是女性患者脑梗死发病年龄推迟的原因之一。

二、急性脑梗死患者的危险因素

2024 年急性脑梗死病前危险因素的整体管理呈现“三降三升一平”的特点(表 3-1)，反映了本市在卒中一级预防和健康管理方面的成效与挑战。

入院前患者的酗酒、吸烟等行为性和心源性危险因素呈持续下降趋势，表明本市在健康宣教、危险因素干预方面取得成效。然而，高血压、糖尿病患病率居高不下，高脂血症的诊断率显著提升，这“三高”已成为上海地区卒中防控的核心问题。尤其是高脂血症，虽然 2024 年较 2023 年略有回落，但相比 2021 年仍处于高位，且低密度脂蛋白胆固醇(low density lipoprotein cholesterin，LDL)＞2.6 mmol/L 的高比例(52.79％)，提示人群血脂水平控制不佳，是未来一级和二级预防亟须加强的重点环节。

表 3－1　2023—2024 年上海市急性脑梗死患者病前危险因素比例

危险因素	2023 年	2024 年
	N＝31 279	N＝31 863
酗酒	10.47	9.47
目前吸烟	18.69	18.06
高血压病	63.04	62.86
糖尿病	29.71	29.76
高脂血症	15.55	13.62
肥胖	0.59	0.87
颈动脉狭窄	3.55	3.56
既往心房颤动史	6.29	6.34
既往脑梗死史	18.51	19.11
既往周围血管病史	0.52	0.50
既往心肌梗死史	3.47	1.42

根据出院诊断信息(表3-2)进一步分析发现，2024年上海市脑梗死患者的危险因素分布存在明显的性别差异，这对于针对性开展防控工作具有重要指导意义。吸烟(26.49% *vs*. 1.80%)和酗酒(13.61% *vs*. 1.54%)在男性中的比例显著高于女性，这与社会角色和文化习惯密切相关，提示男性是生活方式干预的重点人群。高血压、糖尿病的患病率在男女性别间差异不大，均处于高位，是两性共同面临的主要风险。女性患者的房颤比例(13.91% *vs*. 8.11%)显著高于男性，这与女性老龄化程度更高有关，提示对老年女性人群应加强房颤筛查和抗凝管理。且入院心房颤动史比例为6.36%，而出院诊断的"心房颤动"比例为10.09%，这提示超过35%的房颤患者未被提前发现并进行一级预防。尽管有"高脂血症史"的诊断比例不高，但实际检测发现LDL>2.6 mmol/L的比例非常高(总体52.79%)，且女性(56.13% *vs*. 51.07%)高于男性。这强烈提示临床对高脂血症的诊断和认知仍严重不足，存在大量的诊断和治疗缺口。女性血脂异常问题尤为突出，应引起高度重视。

表3-2　出院时卒中危险因素在不同性别脑梗死患者中的分布(2024年)

危险因素	女性患者[例(%)]	男性患者[例(%)]	总体[例(%)]
	N=10 854例	N=20 912例	N=31 766例
年龄(四分位数)	67,74,82	60,68,75	62,70,77
吸烟	196(1.81)	5 540(26.49)	5 736(18.06)

（续表）

危险因素	女性患者［例(%)］	男性患者［例(%)］	总体［例(%)］
	N=10 854 例	N=20 912 例	N=31 766 例
酗酒	167(1.54)	2 847(13.61)	3 014(9.49)
高血压病	8 232(75.84)	15 644(74.81)	23 876(75.16)
糖尿病	4 041(37.23)	7 995(38.23)	12 036(37.89)
高脂血症史	447(4.12)	685(3.28)	1 132(3.56)
入院 LDL＞2.6 mmol/L	6 092(56.13)	10 680(51.07)	16 772(52.8)
心房颤动	1 510(13.91)	1 695(8.11)	3 205(10.09)
肥胖(BMI≥28 kg/m^2)	1 498(13.8)	2 839(13.58)	4 337(13.65)
颈动脉狭窄	55(0.51)	219(1.05)	274(0.86)
既往心房颤动史	965(8.89)	1 055(5.04)	2 020(6.36)
既往 TIA 史	46(0.42)	103(0.49)	149(0.47)
既往脑梗死史	2 085(19.21)	3 983(19.05)	6 068(19.1)
既往周围血管病史	48(0.44)	109(0.52)	157(0.49)
既往心肌梗死史	86(0.79)	278(1.33)	364(1.15)

进一步分析新发卒中患者与再发卒中患者的差异发现，再发卒中患者的中位年龄显著高于新发卒中患者(女性：76 岁 *vs*. 73 岁；男性：70 岁 *vs*. 68 岁)。这表明卒中复发风险随年龄增长而增加，老年人群是二级预防的重点目标。在再发卒中人群中，男性占比(65.6%)仍高于女性(34.4%)，但与新发人群的性别比(男性 65.9% *vs*. 女性 34.1%)

基本一致，表明性别本身不是导致复发的绝对因素，但其危险因素谱的差异影响显著。新发与再发卒中患者的危险因素谱存在系统性差异。再发卒中患者具有年龄更大、血管危险因素负担更重(尤其是高血压、糖尿病、房颤)的典型特征。尽管部分患者在首次卒中后行为方式有所改善(如男性饮酒略减少)，但高血压控制不佳、戒烟失败(男性)以及血脂管理不达标仍是导致卒中复发的关键因素。上述差异提示我们，二级预防策略对于所有卒中幸存者，亟须采取更加强化和综合的管理策略，严格控制血压、血糖、血脂水平。对于男性患者，应加强戒烟干预和随访支持。而对于女性，尤其是老年女性患者，应常规进行房颤筛查并确保符合条件者接受规范的抗凝治疗。

表 3-3　新发卒中 *vs*. 再发卒中患者的危险因素在卒中患者中的男女性别分布

危险因素	新发卒中患者		再发卒中患者	
	女性患者	男性患者	女性患者	男性患者
	N=7 641 例	*N*=14 787 例	*N*=2 085 例	*N*=3 983 例
年龄(四分位数)	66,73,81	59,68,75	69,76,83	64,70,77
吸烟	133	4 220	33	984
吸烟或已戒烟	554	2 169	94	642
酗酒	838	1 638	234	355
肥胖(BMI≥28 kg/m^2)	120	2 161	31	506
高血压	5 709	10 928	1 738	3 319

（续表）

危险因素	新发卒中患者		再发卒中患者	
	女性患者	男性患者	女性患者	男性患者
	N=7 641 例	N=14 787 例	N=2 085 例	N=3 983 例
既往高血压病	4 970	9 327	1 638	3 132
糖尿病	2 709	5 427	937	1 861
既往糖尿病	2 226	4 269	852	1 685
心房颤动	1 039	1 122	363	437
既往心房颤动史	653	664	262	331
既往周围血管病史	37	68	8	38
LDL＞2.6 mmol/L	1 936	3 724	381	710
既往高脂血症史	252	383	170	277

三、急性脑梗死单病种医疗质量关键绩效指标

上海市脑梗死单病种医疗质量关键绩效指标(KPI)情况见图 3－2。相比 2023 年，2024 年入院 24 小时 NIHSS 评分、康复评估、戒烟及健康宣教、伴房颤缺血性脑卒中出院抗凝治疗、伴高血压出院降压治疗、伴糖尿病出院降糖治疗等指标较去年提高。KPI 评分中扣分超过 10％的项目由高到低依次为：轻型卒中双抗(双联抗血小板治疗简称“双抗”)、伴房颤脑梗死出院抗凝治疗、深静脉血栓预防、入院 48 小时内抗栓治疗、血脂干预、康复评估、伴高血压出院降压治疗和伴糖尿病

出院降糖治疗。其中，入院48小时内抗栓治疗和轻型卒中双抗比例较去年有显著降低，这可能由于最新研究结果发布及指南更新，对于*CYP2C19*功能缺失等位基因携带者可使用阿司匹林联合替格瑞洛双联抗血小板，而低出血风险的心源性栓塞性轻型卒中患者应早期开启抗凝治疗，临床实践或已据此执行。因此，针对该指标，质控中心将根据目前最新指南，组织专家委员会商讨和调整。

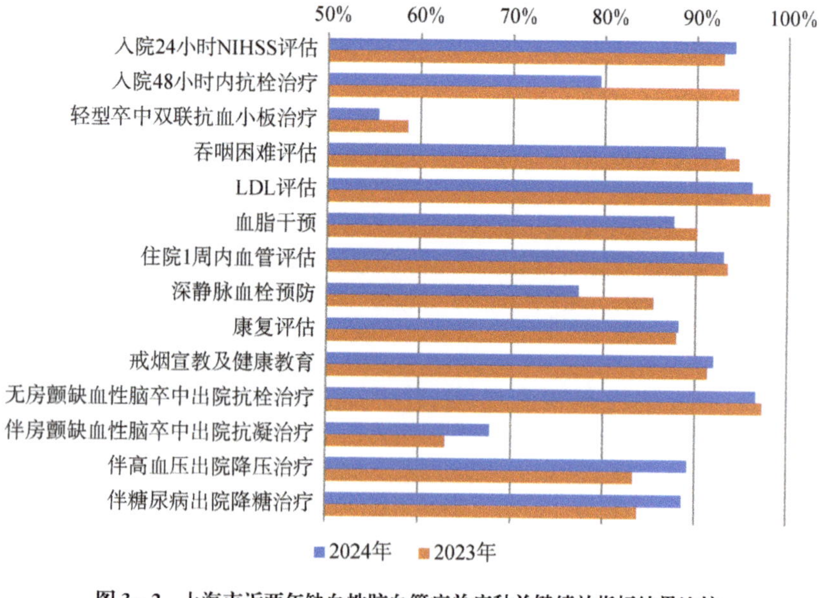

图3-2　上海市近两年缺血性脑血管病单病种关键绩效指标结果比较

四、急性脑梗死二级预防抗栓治疗现况

急性脑梗死应用抗栓药物(包括抗血小板和抗凝药物)治疗预防

卒中复发的有效性已被国内外各类指南共同推荐，且为广大医务人员接受并应用于临床。对于伴非瓣膜性心房颤动（以下简称“NVAF”）的急性脑梗死患者，国内外指南建议应给予抗凝治疗进行二级预防，图 3-3 展示了近 5 年上海市伴 NVAF 且无抗凝治疗禁忌证的脑梗死患者抗凝治疗率逐年提高，至 2024 年抗凝治疗率为 79.16%，较前几年有很大进步。图 3-4 显示单抗血小板的比例逐年降低，逐渐被抗凝治疗替代。

（一）伴非瓣膜性房颤脑梗死患者出院抗凝率

图 3-3 显示 2019—2022 年期间，上海市伴 NVAF 脑梗死患者的出院抗凝率在 70%～72% 的平台期徘徊，增长乏力。这反映了在此阶段，临床医生对于卒中后抗凝启动的时机、出血风险的担忧以及患者依从性等问题存在普遍顾虑。自 2023 年起，抗凝率出现显著攀升，2023 年达到 76.05%，2024 年进一步提升至 79.16%。这标志上海市伴 NVAF 脑梗死二级预防工作取得了突破性进展。这一增长的主要原因是直接口服抗凝药（以下简称“DOAC”）的广泛普及与医保政策支持，这是最核心的驱动因素。DOAC（如利伐沙班、达比加群、艾多沙班等）相较于传统华法林，具有无需常规监测凝血功能、药物相互作用少、颅内出血风险更低等优势，极大地克服了华法林在临床使用中的障碍。DOAC 在上海医保覆盖范围的扩大和报销比例的提升，显著减轻了患者的经济负担，提高了治疗可及性和依从性。同时，质控中心持续强化培训与督导，通过举办各级培训班、发布专家共识、更新质

控标准，并在质控督查中将抗凝率作为核心 KPI 进行考核反馈，有效推动了各医疗机构临床行为的规范化。

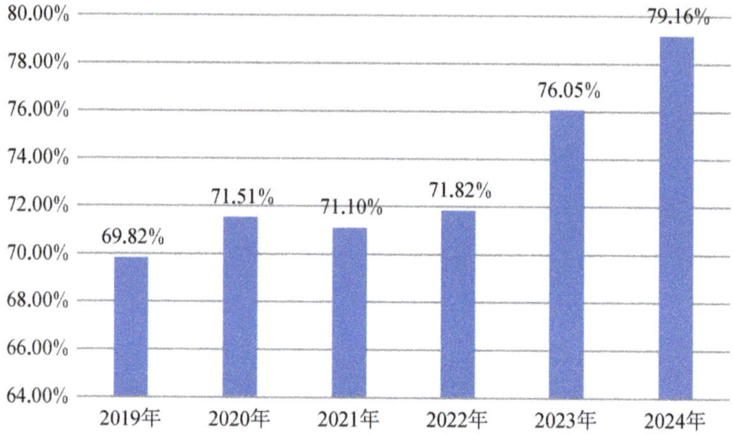

图 3－3　上海市伴非瓣膜性房颤脑梗死患者出院抗凝率

尽管抗凝治疗率已近 80%，但仍有约 20%的适宜患者未能接受抗凝治疗。这部分“残留风险”患者是未来质控工作的攻坚重点。图 3－4显示单抗凝治疗的比例从 2019 年的 36.7% 持续稳步上升至 2024 年的 58.1%，已成为最主流的治疗策略。这一转变与 DOAC 的普及密不可分。DOAC 的安全性(尤其低颅内出血风险)和便捷性使医生更敢于开处方，患者更易接受，从根本上扭转了以往过度依赖华法林的困境。最令人鼓舞的变化是错误地“仅使用抗血小板治疗”(当时最主要的策略)的比例从 2019 年的 42.7%大幅下降至 2024 年的 21.8%。而未接受任何抗栓治疗的患者比例从早期的 4%左右进一步下降至 2024 年的 2.1%。

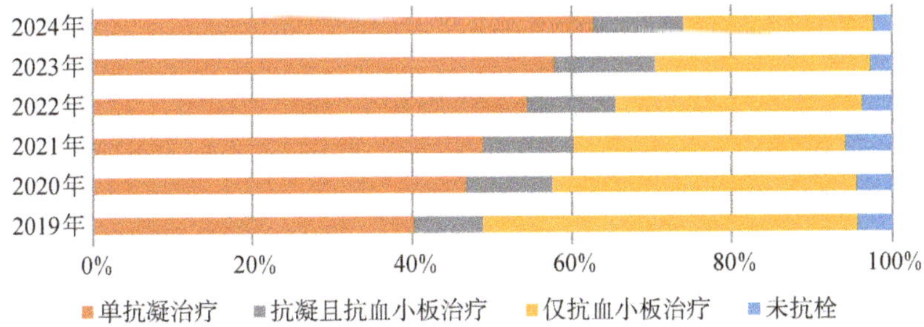

图 3-4　上海市伴非瓣膜性房颤脑梗死患者出院抗栓治疗分布

（二）抗凝治疗药物占比

抗凝药物的选择直接关系到治疗的有效性、安全性和患者依从性。图 3-5 显示，近 5 年来上海市伴 NVAF 脑梗死患者出院抗凝治疗的药物结构发生了革命性变化，从以传统抗凝药华法林为主导，全面转向以 DOAC 为绝对主流的全新格局。DOAC 使用率持续上升，

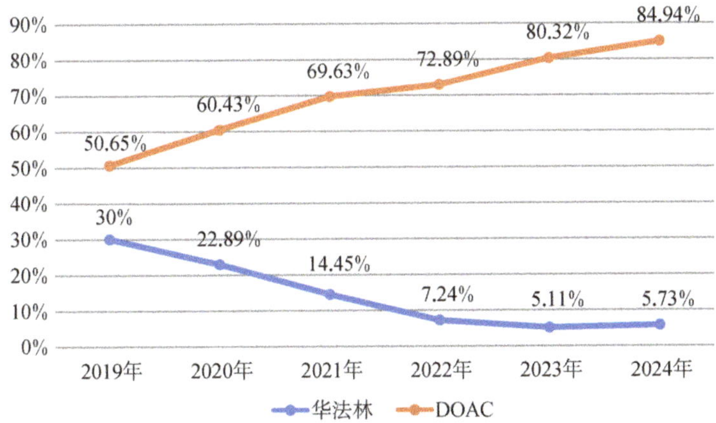

图 3-5　上海市伴非瓣膜性房颤脑梗死患者出院抗凝治疗药物占比

2024 年 DOAC 占比达 84.94%，华法林使用率降至 5.73%，反映了临床抗凝治疗更趋向安全与便捷。当前，上海市在该领域的药物治疗模式已达到国际先进水平，未来工作重点应从“用什么药”转向“如何用好药”，实现抗凝治疗质量的再优化。

（三）高危 TIA 及轻型卒中患者的双抗治疗率

短暂性脑缺血发作(TIA)是缺血性卒中的高危预警信号，尤其是 $ABCD_2$ 评分≥4 分的“高危 TIA”患者，其短期内发生致残性卒中的风险极高。我国指南建议短期使用阿司匹林和氯吡格雷进行为期 21 天的双抗治疗(dual antiplatelet therapy，DAPT)作为非心源性栓塞性轻型卒中或高风险 TIA 的二级预防，可有效降低 90 天内的卒中复发率。根据指南推荐，2019 年底质控中心对上海市急性缺血性脑血管病质控督查指标进行了调整，将轻型非致残性卒中和高危 TIA 患者的双抗治疗作为质量控制指标之一。因此，该指标的落实情况是衡量医疗机构对前沿指南响应速度和急性期诊疗规范化程度的重要标尺。图 3－6 显示从 2019 年到 2023 年，全市高危 TIA 患者的双抗治疗率实现了跨越式增长，从 50.48% 提升至 67.29%，增幅超过 16 个百分点。这表明上海市质控中心的推广培训和督查取得了显著成效，DAPT 方案已成为临床医生处理高危 TIA 的常规武器。而 2024 年治疗率为 64.77%，较 2023 年略有回落，且近三年数据在 65%左右徘徊，表明该指标的增长已进入平台期。这可能与前述研究结果更新和临床双抗策略改变有关，对质控中心紧跟前沿发展并及时调整指标计算方式提出挑战。

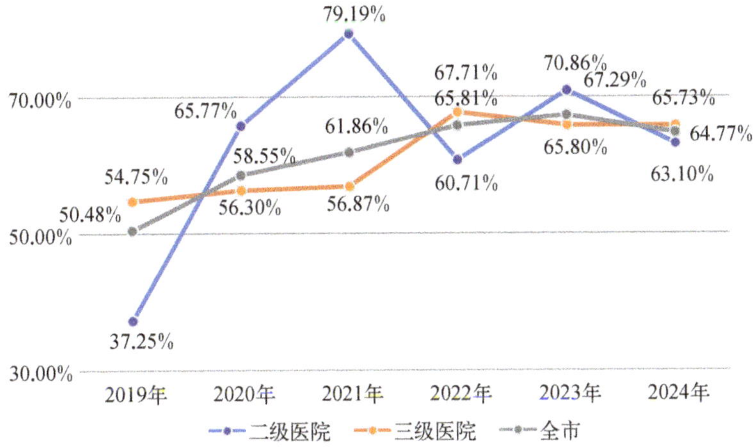

图 3-6　上海市高危 TIA 患者双抗治疗率

图 3-7 显示上海市在轻型卒中患者双抗治疗率的提升上取得了里程碑式的成就，近 60％的治疗率意味着每年数千名患者因此受益，显著降低了卒中复发风险。然而，当前进入平台期表明，简单的观念普及已不足以进一步扩大获益人群。大力推广在超急性期(急诊)使

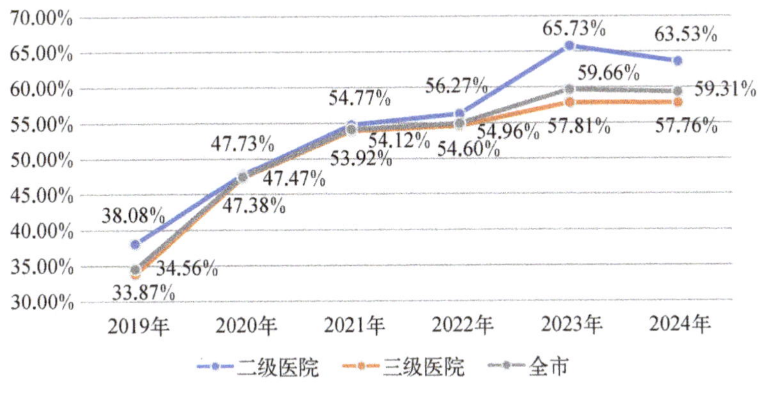

图 3-7　上海市轻型非致残脑梗死患者双抗治疗比例

用头颈CTA、栓子源检查(如 TCD 微栓子监测)，甚至快速分子标志物等技术，尽可能在决策窗前明确病因。对于明确为动脉粥样硬化性血栓起源的患者，应毫不犹豫地启动 DAPT；对于病因不明者，可建立更积极的评估流程和默认启动策略。

(四) TIA 患者数量下降的原因分析

2024 年数据显示，上海市上报的住院 TIA 患者数量与脑梗死患者数量存在巨大差距，同时腔隙性梗死占比居高不下。这一现象并非上海独有，但其背后的原因深刻反映了当前医疗体系中的一些系统性偏倚。首先，对疾病认知与就诊行为的影响。TIA 的核心特征是症状通常在 1 小时内完全缓解，多数不超过 24 小时，许多症状轻微(如局部麻木)的患者可能认为“休息一下就好了”，并未选择就医，导致大量 TIA 事件未被记录。其次，公众认知不足。尽管宣传多年，但公众对 TIA 是“卒中预警”的危机意识仍然不足。与之相比，“中风”(脑卒中)的认知度更高，症状持续存在会强制患者就医。最后，“腔隙性梗死”作为替代诊断。临床上存在大量症状轻微或已迅速缓解的患者，其头颅 MRI 却显示有陈旧的腔隙性梗死灶。对于医生而言，给出一个影像学上有客观依据的“脑梗死”诊断，远比诊断一个症状已消失、缺乏客观证据的“TIA”更具说服力和确定性。因此，很多本质上更符合 TIA 临床定义的事件，最终被归入了“腔隙性脑梗死”的诊断类别中。

另外，医保支付与医院管理政策的影响，这是当前影响诊断分类最重要的系统性因素之一。按疾病诊断相关分组(DRG)付费方式对临床诊断行为产生了直接而深远的影响。在 DRG 分组中，“TIA”通常被分入权重较低、打包付费额度较低的组别。这意味着医院收治一名 TIA 患者可能面临亏损风险，因为其所需的检查（血管评估、心脏监测等）成本较高，而医保支付额度有限。

总之，上海市上报的 TIA 数据很可能严重低估了其真实的发病率。大量的 TIA 事件被隐藏在了“腔隙性脑梗死”的诊断之下。这种差异是疾病自然特性、临床诊断惯性以及 DRG 支付政策共同作用的结果。

五、急性脑梗死住院死亡病例分析

脑梗死患者的住院死亡率是衡量医疗机构急危重症救治能力、医疗质量与安全管理水平的终极指标之一。对死亡病例的深入分析，有助于识别临床实践的薄弱环节，为质量改进提供明确方向。

图 3 - 8 显示，2024 年上海市急性脑梗死患者住院期间死亡病例共 358 例，住院死亡率为 1.12%，较 2023 年（1.47%）进一步下降。死亡患者中位年龄 82 岁（73，88），女性中位年龄 86 岁（78，90），男性 76 岁（70，84）。2024 年，上海市急性脑梗死患者住院死亡率降至 1.12%，创下历史新低，且首次出现三级医院住院死亡率（1.04%）低于二级医院（1.39%）的现象。这一趋势与本市近年来大力推广卒中中心建设、规范化诊疗流程、提高再灌注治疗率等一系列质控措施密不可分，表明全市脑梗死整体救治水平迈上新台阶。尽管 2024 年收治患者总数

(约 31 863 例)显著高于往年，但绝对死亡例数(358 例)却低于 2021—2023 年。这强有力地证明，住院死亡率的下降并非源于收治患者减少，而是真实医疗质量提升的结果。

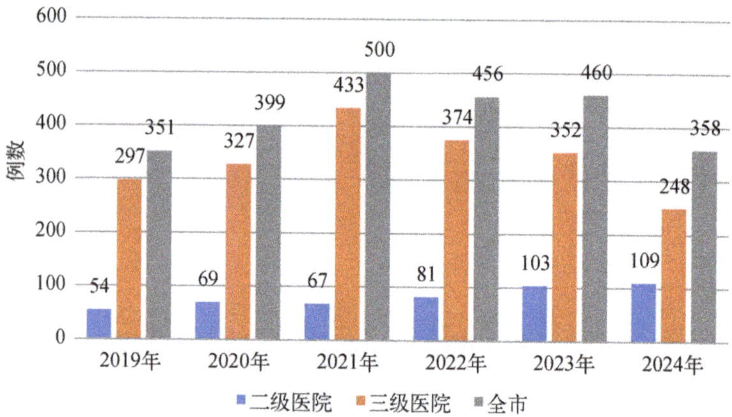

图 3-8　上海市脑梗死患者住院期间死亡例数

对死亡病例的危险因素进行剖析，有助于识别高危人群，并在临床工作中对其进行早期预警和强化管理，从而改善预后。图 3-9 显示，2024 年死亡病例的高危因素分析揭示了两个核心问题：① 无法改变的极度高龄；② 可防可控但被严重忽视的血脂管理。

TOAST 分型有助于从病因学角度理解脑梗死的本质，而比较死亡与非死亡病例的分型分布，能清晰地揭示哪些病因更容易导致死亡的严重后果。图 3-10 显示，死亡病例的病因谱与非死亡病例存在根本性差异。大动脉粥样硬化和心源性栓塞是导致患者死亡的主要病因类型，两者合计占死亡病例的 83.95%。这提示，医疗质量改进资源

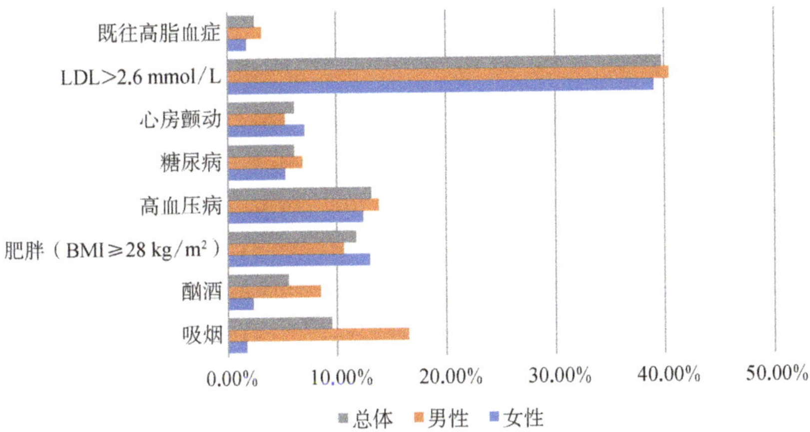

图 3-9　2024 年上海急性脑梗死死亡病例相关高危因素

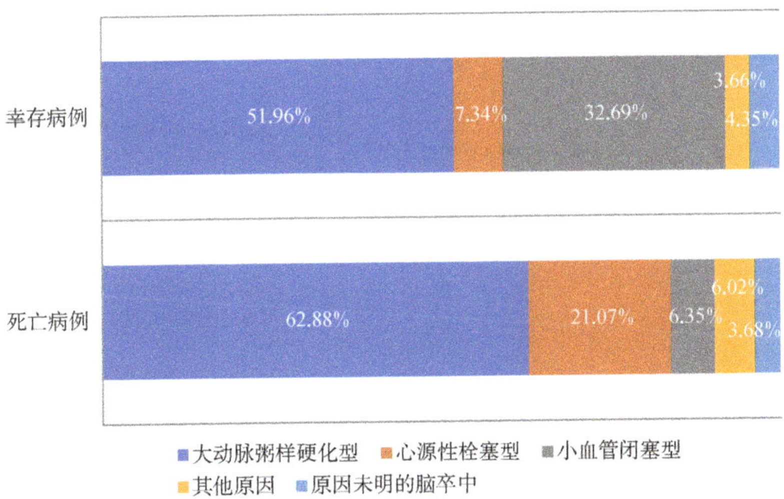

图 3-10　上海市脑梗死住院死亡与非死亡病例 TOAST 分型比较

应优先投入到这两类高危患者的识别和救治上。在死亡病例中，不同性别的病因构成也存在显著差异，这反映了男女在卒中病因和风险上的不同特点。图 3-11 显示，在死亡病例中，性别差异显著。女性多死于心源性栓塞，男性多死于大动脉粥样硬化型梗死。这一发现呼吁采取性别差异化的卒中防治策略：对女性重点进行心源性栓塞的预防(房颤管理)，对男性重点进行动脉粥样硬化的管控。

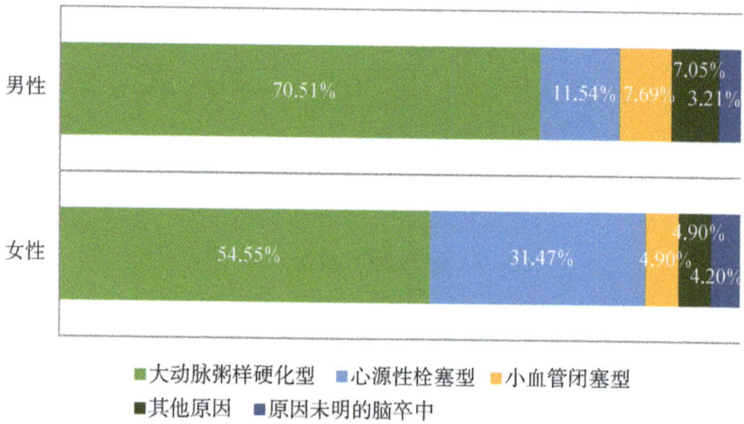

图 3－11　上海市脑梗死住院死亡病例不同性别 TOAST 分型比较

第四章
脑出血单病种医疗质量分析

一、脑出血患者流行病学特征及医疗资源消耗

（一）病例总量与分布（按医院等级）（图 4－1）

（1）根据 4S 体系数据库，2024 年全市报告发病 7 天内急性脑出血病例 2 093 例，较 2023 年（2 427 例）减少 13.76%。收治结构显示，三级医院 2024 年占 75.97%，较 2023 年（81.66%）减少；二级医院 2024 年占 24.03%，较 2023 年（18.17%）增加。

（2）根据 SHVMS，2024 年全市脑出血出院 1.17 万人次，三级医院出院 9 346 人次，二级医院出院 2 366 人次，平均住院日 14.98 日，住

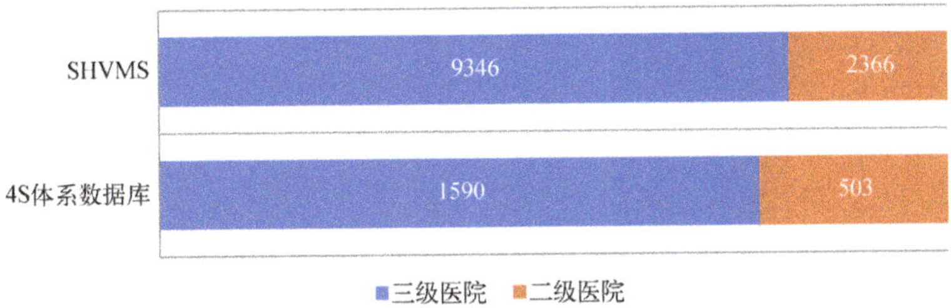

图 4－1　上海市 2024 年各等级医疗机构脑出血收治病例数

院均次费用 54 145.8 元，住院死亡率 8.17%。SHVMS 数据量显著高于 4S 体系数据库，提示超过 80%的脑出血患者住院于非神经内科科室，该单病种的管理，需联合神经外科、急诊科、重症监护室等质控中心共同质控。三级医院仍为脑出血救治主力，脑出血的住院发病人数虽显著低于急性脑梗死，但平均住院日（14.98 日 *vs*. 10.66 日）、住院均次费用（54 145.8 元 *vs*. 21 989.27 元）及住院死亡率（8.17% *vs*. 1.11%）显著高于急性脑梗死，这提示脑出血患者的疾病负担重且医疗资源消耗高，需要进一步关注临床质量管理。

（二）性别比例与年龄分布

根据 4S 体系数据库，2024 年男性 1 410 例(67.37%)，女性 683 例(32.63%)。与 2023 年相比，男性比例增加，女性比例减少。年龄方面，总体中位年龄 68 岁(四分位数 55,77)，男性 65 岁(四分位数 53,74)，女性 72 岁(四分位数 61,80)(图 4 - 2)。女性年龄分布更偏高龄，提示

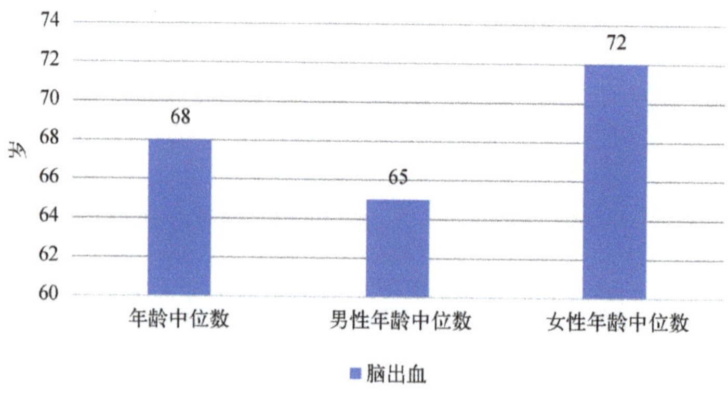

图 4 - 2　上海市 2024 年脑出血发病年龄中位数

老年女性的预后管理、康复资源和护理照护需要被持续关注。

二、脑出血危险因素管理情况

(一) 入院前主要危险因素分布(表 4-1)

根据 4S 体系数据库，2024 年高血压病 63.35%，同比增加 0.89%；糖尿病 18.30%，同比增加 0.67%；高脂血症 18.32%，同比减少 0.46%；目前吸烟 13.52%，同比增加 0.79%；酗酒 11.66%，同比增加 1.89%。既往服用抗血小板药物 12.09%，较 2023 年增加；既往脑出血史 2.63%，较 2023 年减少；既往服用抗凝药物 2.05%，较 2023 年减少；既往周围血管病史 0.57%，较 2023 年增加；既往心肌梗死史 0.76%，较 2023 年减少；肥胖(BMI≥28 kg/m^2)0.14%，较 2023 年减少。

表 4-1　上海市脑出血 2023—2024 年危险因素比例

危险因素	2023 年度	2024 年度
酗酒	10%	12%
目前吸烟	12.73%	13.52%
高血压病	62.46%	63.35%
糖尿病	17.63%	18.30%
高脂血症	18.78%	18.32%
肥胖(BMI≥28 kg/m^2)	0.33%	0.14%

（续表）

危险因素	2023年度	2024年度
既往服用抗凝药物史	2%	2%
既往脑出血史	2.84%	2.63%
既往服用抗血小板药物史	9.48%	12.09%
既往周围血管病史	0.37%	0.57%
既往心肌梗死史	0.91%	0.76%

（二）年度变化趋势分析

核心要素的变化并非单向线性。高血压病在2021—2024年整体稳定在62%～65%，呈现小幅起伏；糖尿病从2021年的16.63%升至2024年的18.30%，呈缓慢上升；高脂肪代谢相关指标在2021—2023年上升明显，2024年略有回落但仍高于2021年；吸烟自2021年以来呈下降趋势，但2024年相较2023年小幅回升；酗酒在2023年达到低位后2024年反弹。这些波动提示，人群层面的风险暴露正处在“总体收敛、局部反复”的过渡阶段。

（三）出院时危险因素及性别差异

女性与男性的危险因素差异主要体现在行为性危险因素上（吸烟、酗酒）。吸烟总体283例，其中女性16例（占女性2.34%），男性267例（占男性18.94%），男性明显更高。酗酒总体244例，其中女性

8 例（占女性 1.17%），男性 236 例（占男性 16.74%），亦以男性为主。对比出院时危险因素与入院危险因素，高血压（82.42% *vs.* 63.35%）、糖尿病（24.94% *vs.* 18.30%）、高脂血症（63.35% *vs.* 18.32%）的病前知晓率仍有待提高。

三、脑出血病因分类

根据 4S 体系数据库，2024 年明确病因病例中，高血压性脑出血占 79.19%，同比增加 3.79%；不明原因占 13.61%，同比减少 0.80%；少见病因方面，淀粉样变性为 1.94%，动静脉畸形（AVM）为 0.57%，动脉瘤为 0.46%，抗栓药物相关为 0.29%（图 4－3）。总体来看，高血压性占比维持在较高水平并继续增加，不明原因比例持续减少，反映了影像学与血管学检查的规范化应用正不断推进，病因学评估路径趋于完善。

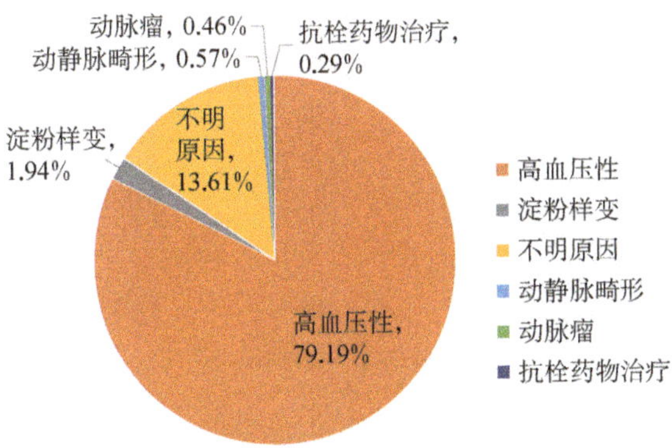

图 4－3　上海市 2024 年脑出血发病病因分布

从 2021—2024 年的纵向轨迹看，高血压性占比上升并非匀速，而是呈阶梯式升高；不明原因占比下降同样存在年度差异，下降斜率在 2022—2024 年逐步放缓。少见病因受样本量影响，在不同年份出现升降交替的波动，解读时需结合单中心构成与地区分布差异。病因构成的重心上移意味着与高血压相关的一级与二级预防仍是未来工作的关键抓手，同时也提示在低占比病因上开展更针对性的筛查。

四、脑出血手术治疗情况

根据 4S 体系数据库，2024 年 2 093 例脑出血住院患者中，行手术治疗共 136 例，同比下降 50 例。各类手术人次分布见图 4-4。

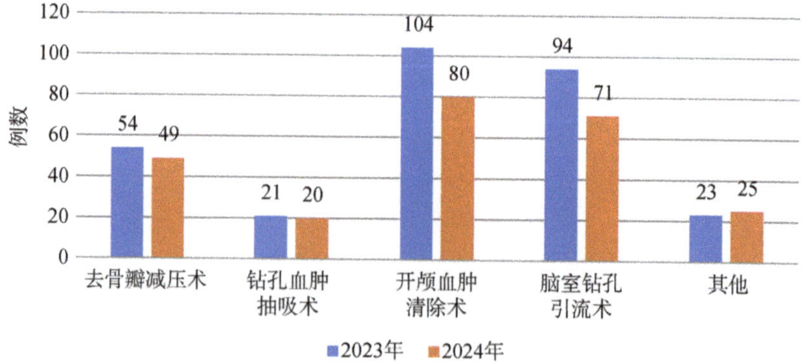

图 4-4　上海市 2023—2024 年脑出血手术人次

根据 SIIVMS 数据，在 2024 年 1.17 万脑出血出院病例中，手术总例数 2 941 人次，同比增加 235 人次，近 5 年手术人次除 2022 年有轻度回落外，整体呈上升趋势。2024 年术中及术后并发症率 8.02%，同比下降 0.37%。其中，三级医院术中及术后并发症率为 7.66%，二级医院为 11.01%，提示二级医院的手术术中及术后管理水平有待进一步提高。

五、脑出血住院死亡率分析

根据 4S 数据库数据，2024 年脑出血住院期间死亡 104 例，住院死亡率为 4.97%。从近年来的变化看，住院死亡率并非单调下降，2022—2023 年出现小幅波动，2024 年再次下降，显示了在综合救治能力提升背景下的整体改善趋势。

（一）分层差异

不同医院等级的住院死亡率差距明显（图 4 - 5），二级医院 9.74%，三级医院 3.46%。差距的形成既与重症患者的收治比例有关，也与多学科协作、重症监护能力、并发症预防与处理策略的成熟度相关。性别方面，男性死亡 60 例（4.25%），女性 44 例（6.44%），女性住院死亡率更高，与女性年龄更偏高以及合并慢性病负担更重有关。年龄方面，死亡病例中位年龄 76 岁，其中男性 72 岁、女性 80 岁，提示高龄群体仍是死亡风险集中的重点。

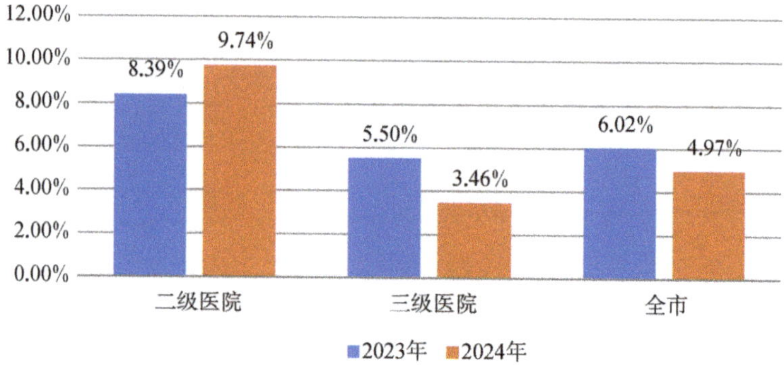

图 4－5　上海市脑出血患者两年住院死亡率比较

(二) 分病因住院死亡率

不同病因的致死风险存在差异。2024 年高血压性病因为主的病例住院死亡率处于低位区间，不明原因与 AVM 的住院死亡率更高，动脉瘤与抗栓药物相关病例在本年度未见死亡。病因差异一方面反映了出血部位、血肿量与并发症谱的不同，另一方面也与入院时机、诊疗路径与术前评估的完善程度相关。

(三) 死亡病例并发症

再出血、肺部感染与多器官功能衰竭是主要终末事件，再出血提示早期血压控制与血肿稳定性管理的重要性，感染与血栓并发症反映了吞咽评估、呼吸道管理与深静脉血栓预防的关键价值。将并发症管理前移到住院早期，将监测与复评制度化，在转归节点强化随访与康复衔接，均有助于进一步降低院内死亡风险。

六、脑出血质量控制影响因素与改进建议

（一）改进方向

结合 2024 年度监测数据，可以从以下三个方面进行改进。① 强化风险管理的连续性：建议在基层医疗机构与专科医院之间建立稳定、规范的随访—转诊—复评闭环机制，确保高危人群和既往患者能够得到全程、持续的管理，从而降低再发及并发症风险。② 完善病因学评估路径：病因构成重心进一步向高血压相关病例集中提示应继续巩固以高血压为核心的防控策略；同时，对不明原因及少见病因病例需保持足够敏感性，推动形成涵盖多学科的综合评估体系，以提升诊断的全面性和准确性。③ 提升区域协同与重症救治能力：不同医疗层级间病死率差异表明区域协作和重症救治能力仍有改进空间。需在重症监护、并发症预防及康复早期介入等方面加强多学科协同，推动救治流程的同质化，从而缩小不同层级医院之间的结局差距。

（二）未来工作重点

若后续数据采集能进一步涵盖术前评分、术式类型及术后结局等关键指标，将为建立更加精准的质量改进体系提供坚实基础，也有助于形成可复制、可推广的经验模式。

第五章
帕金森病单病种医疗质量分析

2024 年参加年底质控的三级公立医疗机构 46 家(含分院、分部),每家单位随机抽取 2 份帕金森病(Parkinson's disease,PD)住院病史,共抽取 92 份病史,每份病史设盲后由两位专家分别评分,取平均值。帕金森病专业技术评分扣分比例见图 5-1。主要扣分原因包括无运动并发症筛查(30.44%)、未进行脑深部电刺激(deep brain stimulation,DBS)适应证筛选评估(28%)、无体位性低血压筛查(27.2%)、未进行认知功能筛查(22%)、未进行康复评估(21.4%)和未进行临床分期(20.3%),这几项的扣分率仍超过 20%,尚有很大进步空间。另外,提交的病例中有 3 份 0 分病历,得 0 分的原因均为非 PD 病例,是帕金森综合征,尽管病历里有各种 PD 相关评分,但属为评估而评估。

比较 2023 年和 2024 年两年帕金森病质控病史的得分情况(图 5-2),所有各项目扣分比例都显著降低,其中帕金森病规范诊断、临床分期、DBS 适应证筛选和康复评估的扣分比例较去年降低尤为明显,体现了近一年来各中心在相应质控项目上的积极规范和改进。

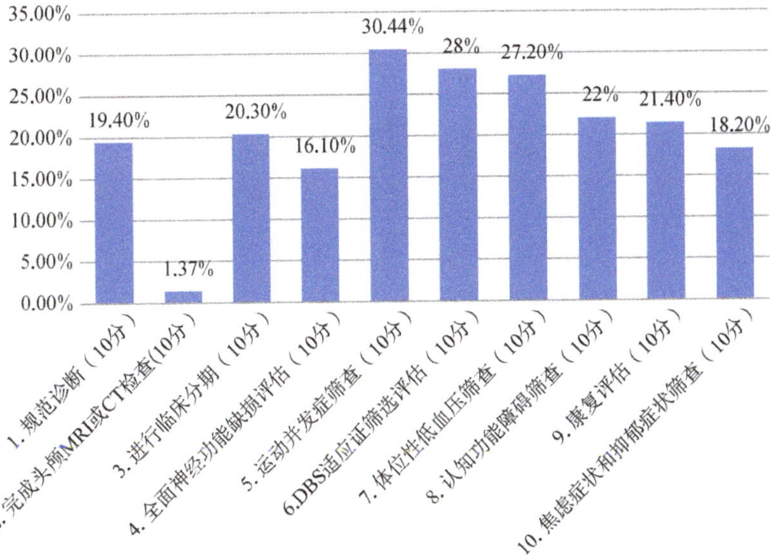

图 5－1　2024 年帕金森病专业技术评分各项扣分比例

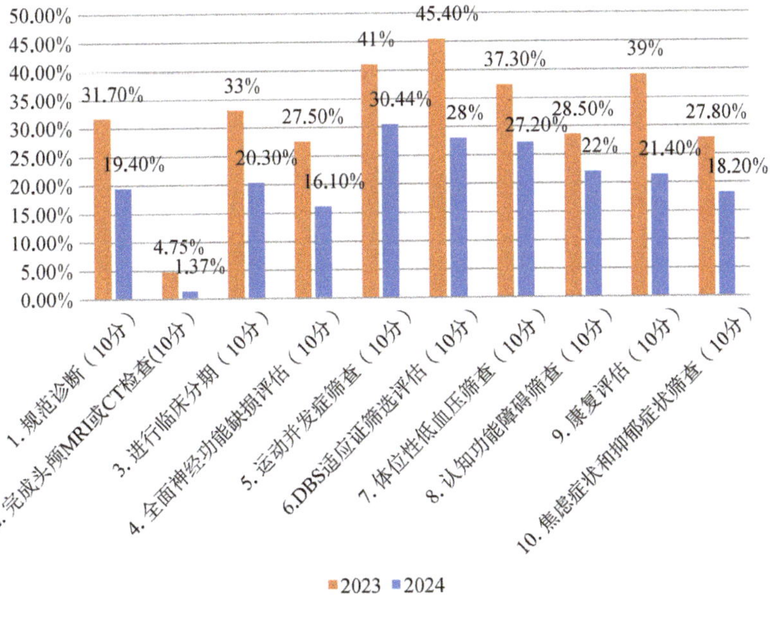

图 5－2　2023—2024 年帕金森病专业技术评分扣分比例

比较 2021—2024 年帕金森病质控病史的得分情况(图 5-3)，可以看到近 4 年来 PD 质控督查量表各项目得分情况在持续增长，特别是 PD 临床分期、全面神经功能缺损评估、认知功能筛查、康复评估和焦虑症状和抑郁症状筛查均从不及格(<6 分)增长到良好水平(8 分或接近 8 分)。4 年来持续高分项目为完成头颅 MRI 或 CT 筛查。仍有进一步改善空间的项目包括运动并发症筛查、体位性低血压筛查和

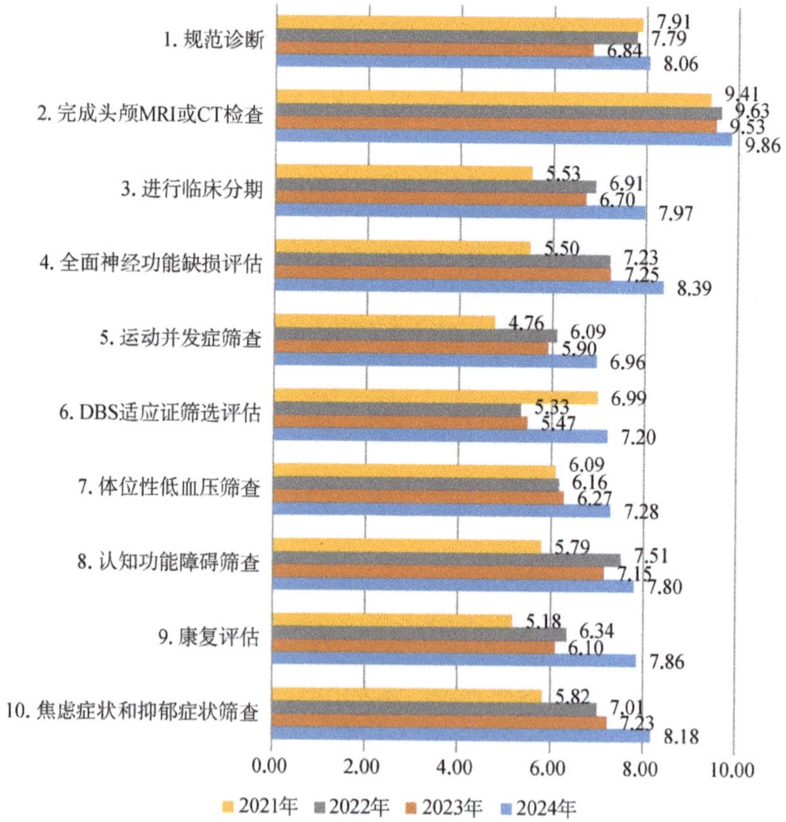

图 5-3　2021—2024 年上海市 PD 质控督查量表各项目得分情况

DBS适应证筛选评估。建议可以通过进一步推广结构化病历、体位性低血压测量培训、剂末及异动量表的评估培训，以及DBS治疗帕金森病专家共识的学习，从而改善相应项目的质量。

参与质控的46家医疗机构(包括分院/分部)中，30家为三级甲等医院(平均得分79.9)，16家三级乙等医院(平均得分77.5)，三甲和三乙医院在帕金森病病史质控得分无明显差异。各个分数区间的得分分布见图5-4。所有医院的平均得分为79.1分，有一半以上的医院(25家，54%)得到了90分以上的高分。表5-1列出了所有总分在80分以上的医院的名称及其分数，共32家医院，占总数量69.6%。80分以上医院比例较2023年有显著提高(21家，47.7%)。值得注意的是，也有1/5的医院(9家，20%)的总分仍未到及格线，不及格的原因包括抽查病史非帕金森疾病，未对帕金森病患者进行规范化评估，未使用结构化病史等。9家不及格的医院有5家是郊区医院或分院，可能与郊区医院收治帕金森病种较少有关。整体而言，近1年来大部分医院

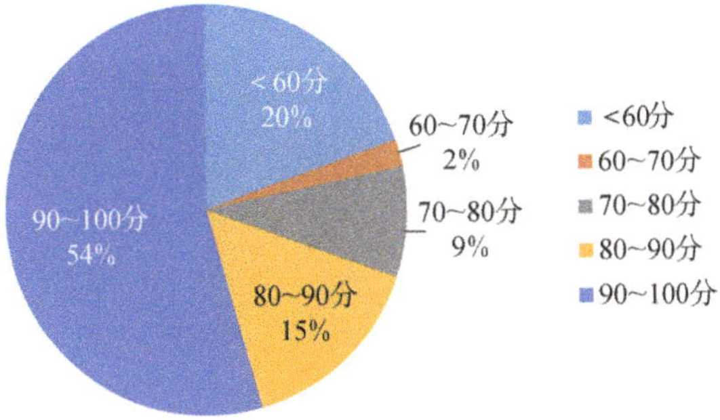

图5-4　2024年PD质控得分的分布(46家医院)

帕金森住院患者的质量管理较前一年有全面提高，仍有少部分医院需要进一步展开 PD 患者规范化评估及格式化病史的推广，并进行定期质控以促进医疗质量的提升。

表 5－1　质控总分得分在 80 分以上的医院

医 院 名 称	医院得分
上海市浦东新区周浦医院	100
上海市杨浦区中心医院	100
上海中医药大学附属龙华医院(航头院区)	100
复旦大学附属华东医院	99
上海市第一人民医院	99
同济大学附属东方医院	99
海军军医大学第一附属医院	98.75
上海交通大学医学院附属仁济医院	98.75
上海市中医医院(嘉定院区)	98.75
上海市普陀区中心医院	97.5
复旦大学附属华山医院	97
上海市第十人民医院	96.5
上海中医药大学附属岳阳中西医结合医院	96.25
复旦大学附属中山医院	95.25
复旦大学附属上海市第五人民医院	95
上海市浦东新区公利医院	95

（续表）

医 院 名 称	医院得分
上海交通大学医学院附属第九人民医院(北部)	94.25
海军军医大学第二附属医院	93
上海市同仁医院(原长宁中心)	92.75
复旦大学附属华山医院(虹桥院区)	91
上海市宝山区中西医结合医院	91
复旦大学附属中山医院青浦分院(青浦中心)	90.5
上海中医药大学附属曙光医院	90.5
上海市中西医结合医院(虹口区)	90
上海中医药大学附属龙华医院	90
复旦大学附属浦东医院	89.5
上海市浦东新区人民医院	89.375
上海交通大学医学院附属新华医院	88
上海市松江区中心医院	86.5
上海市徐汇区中心医院	85.25
上海市第一人民医院(南院)	85
上海市奉贤区中心医院	82.25

第六章

惊厥性癫痫持续状态单病种医疗质量分析

2024 年度共有 46 家三级公立医疗机构参与癫痫病史质控工作，每家单位随机抽取 2 份病史。由于上海市静安区中心医院未收治惊厥性癫痫持续状态患者，总计 90 份病史参与评估。质控采用双盲评分机制，每份病史由两位专家独立评分后取平均值。评分项目包括癫痫发作记录、抗癫痫药物规范服用、癫痫病因评估、精神行为共患病筛查、癫痫患者宣教及惊厥性癫痫持续状态评估。扣分率计算方法为各项目的扣分频次（如抗癫痫药物规范服用扣分 70 次）/各项目的总评估次数（如 90 份病史×2 位专家评分×20 分＝3 600 分）。

六项指标的扣分率分析结果如图 6－1 所示，扣分率较高的项目依此为精神行为共患病筛查、抗癫痫药物规范服用和癫痫患者宣教，表明病史记录完整性仍有进步空间，可开发包含必填项的结构化电子病历模板。与 2023 年相比，“癫痫病因评估”项目扣分率下降 6.6％，表明诊疗规范性有所提升。

比较 2022 年、2023 年和 2024 年三年惊厥性癫痫持续状态质控病史的得分情况（表 6－1），发现 2024 年的各项指标评分明显高于 2023

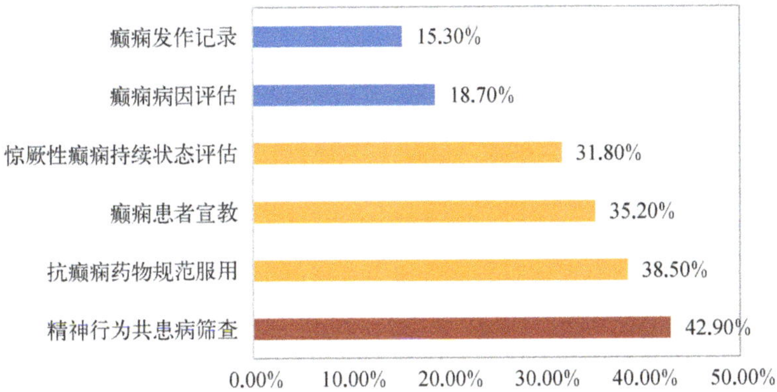

图 6-1　2024 年惊厥性癫痫持续状态专业技术评分各项扣分比例

年，2024 年较 2022 年在抗癫痫药物规范服用及精神行为共患病筛查方面得分显著提高，在惊厥性癫痫持续状态评估及癫痫患者宣教方面的评分有轻度提高，在癫痫病因评估和癫痫发作记录方面的评分稍有下降。表明癫痫临床诊疗规范逐渐提升，但部分内容如 2017 年 ILA 癫痫新分类发作类型记录尚未完全达标，提示加强癫痫专科培训的必要性。

表 6-1　2022—2024 年惊厥性癫痫持续状态专业技术各项得分

评 分 项 目	2022 年	2023 年	2024 年
惊厥性癫痫持续状态评估(20 分)	14	8.4	14.4
抗癫痫药物规范服用(20 分)	14.6	13	15.9
精神行为共患病筛查(10 分)	6.2	5.6	7.5
癫痫患者宣教(15 分)	11	9.6	11.4
癫痫病因评估(20 分)	16.2	14.4	15.6
癫痫发作记录(15 分)	12.8	11.8	12.1

参与质控的 46 家医疗机构中，32 家为三级甲等医院(平均得分 87.1)，14 家三级乙等医院(平均得分 73.1)，9 家三级中医院(平均得分 72.4)。三甲医院平均分显著高于全部医院平均分，表现突出。个别三乙医院接近三甲水平，可能因专科优势或自行质控严格。大部分医院得分集中在 70～90 分，表现较为均衡。4 家医院得分≥98 分，但仍有 6 家医院得分<60 分。图 6－2 展示各个分数区间的医院数量分布情况。

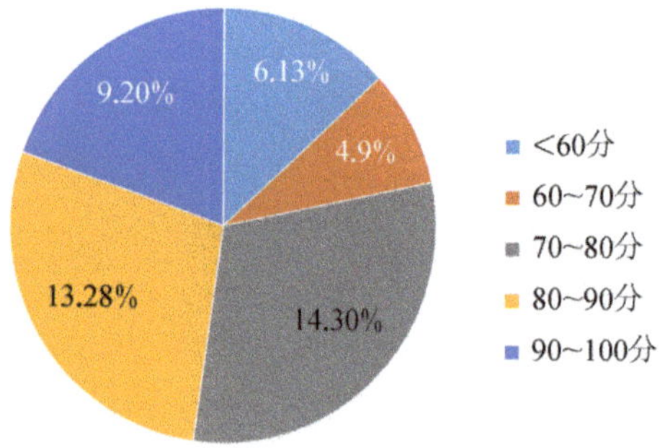

图 6－2　不同分数区间的医院分布数量及比例

表 6－2 列出了所有总分在 80 分以上的医院名称及其分数，共计 22 家医院，接近总质控医院数的一半，较 2023 年显著提升(13/42)。

表 6－2　总分 80 分以上医院名称及分数

医　　院	得　分
上海市第一人民医院	100.00
上海市松江区中心医院	99.00

（续表）

医　院	得　分
上海交通大学医学院附属仁济医院	98.96
上海市浦东新区周浦医院	98.00
上海市宝山区中西医结合医院	94.69
海军军医大学第一附属医院	91.71
上海市第十人民医院	91.04
复旦大学附属华山医院	90.00
上海市杨浦区中心医院	90.00
上海市浦东新区公利医院	88.92
复旦大学附属金山医院	88.58
上海中医药大学附属龙华医院(航头院区)	88.46
上海市普陀区中心医院	87.50
上海交通大学医学院附属第九人民医院(北部)	86.25
上海交通大学医学院附属新华医院	85.00
上海市中医医院(芷江院区)	84.79
复旦大学附属中山医院	84.67
上海中医药大学附属岳阳中西医结合医院	83.96
复旦大学附属浦东医院	83.54
上海市徐汇区中心医院	81.50
复旦大学附属中山医院青浦分院(青浦中心)	81.42
复旦大学附属华东医院	81.25

整体而言，目前惊厥性癫痫持续状态住院患者的标准化管理能力已逐步提升，但还有待提高。建议构建癫痫结构化电子病历，加强对于病史书写及诊疗规范的培训，以及增加不同医院间的协作交流，共同促进癫痫诊治医疗质量提升。

第七章

2025 年上海市神经内科质控中心工作安排

1. 持续提高上海市急性脑梗死再灌注治疗率。2025 年国家对于再灌注治疗率提出了更高的要求，虽然近年来上海市脑卒中急性脑梗死患者静脉溶栓率持续走高，但与国家质控中心的新要求仍有差距。我中心将分析前期数据，推广优秀脑卒中救治中心经验，提高全市发病 4.5 小时内急性脑梗死的静脉溶栓率，缩短到院至静脉溶栓时间。联合神经外科、介入科等其他质控中心，规范急性脑梗死血管内治疗，严格把控手术指征，降低血管内治疗不良预后率。拟建立二级医院静脉溶栓台账，逐年销账，推动所有开设神经内科的二级医院均能开展静脉溶栓。

2. 开展 4 轮次专家委员会工作会议，共同商讨年度临床质控工作的持续优化与改进。

3. 开展 4 轮次质控培训，针对 2024 年质控督查所发现的问题重点进行探讨和培训，加强单病种管理、三年工作目标等相关培训。

4. 开展上下半年 2 次质控督查。上半年针对脑卒中急救地图单位及拟脑卒中急救地图单位，主要开展脑血管病（包括缺血性脑血管病和脑出血)的督查。下半年开展覆盖全市范围的督查工作，涵盖脑血管病、癫痫(惊厥性癫痫持续状态)、帕金森病等单病种。

5. 加强质控工作信息化。借助结构化病史的推广，推进质控 KPI 数据自动抓取、实时上传，以顺利完成上下半年的质控工作；基于上海市医院评审与监测系统平台，按月或按季度监察，开展常态化监管。

6. 进一步加强二级质控网络建设。根据国家质控“六个一”的工作要求，敦促各区建立神经内科质控组织，以配合我中心的质控工作顺利开展。

附录一

2024年上半年上海市神经内科临床质量控制中心质控督查报告

上海市神经内科临床质量控制中心于2024年5月14日—7月15日，按照统一标准，对63家《上海市脑卒中急救地图(2023版)》(以下简称"卒中地图)单位(包括各医院总院/总部、分院、分部)和3家拟加入卒中地图单位，针对缺血性脑血管病(脑梗死、短暂性脑缺血发作)和脑出血进行质控督查。

一、督查方案

为了持续改进上海市急性脑梗死再灌注治疗医疗服务质量，显著提升再灌注治疗率，规范血管内治疗操作，并加强脑卒中的临床质量管理，我中心制定了2024年上半年质控督查方案，通过纸质上报联合全数据库KPI考察方式，从硬件设施、管理水平和专业技术水平三个方面开展督查工作。

二、督查实施流程

1. 5月13日正式发放通知。

2. 被督查医院自行提供2份非工作时间急诊多模式影像检查报告单复印件、填好相关表格并盖章，于5月20日中午12:00前将上述文件盖章扫描件发送至质控中心邮箱，并于5月25日前将文件原件用挂号信邮寄至质控中心。

3. 6 月 4 日数据库锁定 2 份急性脑梗死静脉溶栓病史，并将病案号发放给各单位，各单位根据病案号抽调病历，于 6 月 7 日前将病历扫描件发送至质控中心邮箱。

4. 6 月 30 日中午 12:00 关闭数据库，统一调取数据库数据用于 KPI 考察及再灌注治疗评分。

5. 6 月 8 日—6 月 17 日进行真实度考核，7 月 1 日—7 月 6 日进行全数据 KPI 评分及再灌注治疗评分。

6. 7 月 7 日—7 月 15 日汇总评分，书写并递交上半年质控督查报告。

三、督查结果

1. 督导单位共计 66 家(原 2023 年上海市脑卒中急救地图单位 63 家及拟加入地图单位 3 家)。总体得分分布见附录图 1－1，各级单位详细得分见附录表 1－1～附录表 1－4。

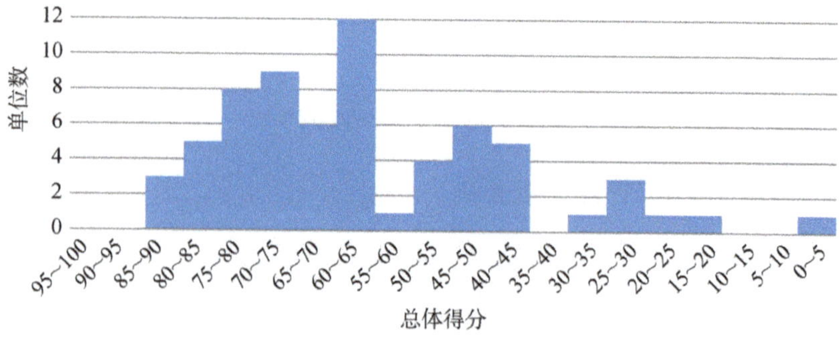

附录图 1－1　2024 上半年质控得分分布图

附录表 1-1　三级甲等综合医院质控得分

医院名称	硬件设施（5 分）	管理水平（30 分）	KPI 评分（30 分）	再灌注治疗（35 分）	总分（100 分）	排名
复旦大学附属华山医院	5	29.52	26.11	28.00	88.64	1
复旦大学附属华山医院（虹桥院区）	5	28.58	26.61	20.00	80.19	2
上海交通大学医学院附属仁济医院南院	5	23.46	19.58	28.00	76.04	3
上海市第六人民医院（东院）	5	28.59	24.40	18.00	75.98	4
上海市第十人民医院	5	26.17	23.20	20.00	74.37	5
上海交通大学医学院附属第九人民医院（北部院区）	4	25.00	19.96	25.00	73.95	6
上海市第一人民医院	5	20.74	24.39	20.00	70.13	7
复旦大学附属华东医院	5	28.30	24.35	10.00	67.65	8
复旦大学附属中山医院	5	21.87	25.59	10.00	62.46	9
上海交通大学医学院附属瑞金医院北院	4	23.14	25.20	10.00	62.34	10
上海交通大学医学院附属第九人民医院	4	23.14	19.43	15.00	61.57	11
同济大学附属东方医院	5	17.88	20.25	18.00	61.13	12
上海交通大学医学院附属瑞金医院	5	23.48	24.63	5.00	58.11	13
上海市第六人民医院	5	21.68	18.10	8.00	52.78	14

（续表）

医院名称	硬件设施(5分)	管理水平(30分)	KPI评分(30分)	再灌注治疗(35分)	总分(100分)	排名
上海市第一人民医院(南院)	5	19.23	11.35	15.00	50.58	15
同济大学附属东方医院(南院)	5	17.08	11.10	13.00	46.18	16
上海市同济医院	4	16.14	8.58	16.00	44.72	17
复旦大学附属华山医院(宝山院区)	0	18.98	11.63	10.00	40.61	18
上海交通大学医学院附属新华医院	0	17.92	11.13	0.00	29.05	19
上海交通大学医学院附属仁济医院	5	13.65	8.80	0.00	27.45	20
海军军医大学第二附属医院(上海长征医院)	5	9.24	6.05	5.00	25.29	21
海军军医大学第一附属医院(上海长海医院)	5	5.34	3.54	5.00	18.88	22

附录表1-2　三级中医院质控得分

医院名称	硬件设施(5分)	管理水平(30分)	KPI评分(30分)	再灌注治疗(35分)	总分(100分)	排名
上海市第七人民医院	5	28.57	27.40	15.00	75.97	1
上海中医药大学附属龙华医院(航头院区)	5	27.00	27.01	15.00	74.01	2

（续表）

医院名称	硬件设施（5分）	管理水平（30分）	KPI评分（30分）	再灌注治疗（35分）	总分（100分）	排名
上海中医药大学附属龙华医院	4	19.87	21.28	15.00	60.14	3
上海市宝山区中西医结合医院	5	19.78	13.84	13.00	51.62	4
上海中医药大学附属岳阳中西医结合医院	5	19.41	13.11	10.00	47.52	5
上海中医药大学附属曙光医院	5	10.42	6.34	11.00	32.76	6
上海市中西医结合医院	4	9.02	8.93	3.00	24.95	7

附录表1-3　三级乙等综合医院质控得分

医院名称	硬件设施（5分）	管理水平（30分）	KPI评分（30分）	再灌注治疗（35分）	总分（100分）	排名
上海市杨浦区中心医院	5	27.85	26.22	25.00	84.07	1
复旦大学附属金山医院	5	28.72	24.74	18.00	76.47	2
上海市浦东新区人民医院	5	26.90	26.22	18.00	76.12	3
上海市浦东新区公利医院	5	25.90	26.42	18.00	75.33	4
复旦大学附属闵行医院	4	27.79	20.45	21.00	73.24	5
上海市浦东新区周浦医院	5	25.86	23.61	18.00	72.47	6

（续表）

医院名称	硬件设施（5 分）	管理水平（30 分）	KPI 评分（30 分）	再灌注治疗（35 分）	总分（100分）	排名
上海市普陀区中心医院	5	25.59	19.98	18.00	68.58	7
上海市同仁医院	5	23.40	19.53	20.00	67.92	8
复旦大学附属中山医院青浦分院	5	18.10	21.13	18.00	62.23	9
复旦大学附属浦东医院	4	21.82	25.12	10.00	60.94	10
上海市第五人民医院	5	20.05	17.72	18.00	60.78	11
上海市奉贤区中心医院	5	21.73	21.11	3.00	50.84	12
上海市松江区中心医院	5	18.45	12.99	10.00	46.44	13
上海健康医学院附属崇明医院	0	17.70	14.59	13.00	45.28	14
上海市静安区中心医院	0	2.09	0.00	0.00	2.09	15

附录表 1－4　二级综合医院质控得分

医院名称	硬件设施（5 分）	管理水平（30 分）	KPI 评分（30）	再灌注治疗（35）	总分（100分）	排名
上海市第四人民医院	5.00	25.90	26.17	30.00	87.07	1
上海建工医院	5.00	28.02	27.68	26.00	86.70	2
上海市静安区闸北中心医院	5.00	28.70	27.43	23.00	84.13	3

（续表）

医院名称	硬件设施（5分）	管理水平（30分）	KPI评分（30）	再灌注治疗（35）	总分（100分）	排名
上海市宝山区仁和医院	5.00	29.59	28.49	20.00	83.09	4
上海市松江区泗泾医院	4.00	28.32	23.82	25.00	81.15	5
上海市静安区市北医院	5.00	26.42	28.83	18.00	78.25	6
上海市杨浦区市东医院	5.00	27.87	26.15	18.00	77.01	7
复旦大学附属中山医院吴淞医院	5.00	24.14	20.37	23.00	72.52	8
上海市普陀区人民医院	4.00	28.70	25.71	13.00	71.41	9
上海交通大学医学院附属仁济医院宝山分院	5.00	23.13	24.31	18.00	70.44	10
上海中冶医院	5.00	24.39	18.76	20.00	68.15	11
上海市嘉定区中心医院	5.00	24.83	20.93	15.00	65.76	12
上海市浦东新区浦南医院	5.00	23.04	16.84	20.00	64.88	13
上海市嘉定区安亭医院	4.00	26.36	24.41	10.00	64.77	14
上海市第六人民医院金山分院	5.00	23.02	18.14	18.00	64.17	15
上海市普陀区利群医院	4.00	20.17	24.24	15.00	63.42	16
上海市宝山区罗店医院	1.00	25.79	24.93	10.00	61.71	17
上海市第十人民医院崇明分院	4.00	20.62	20.75	13.00	58.37	18

（续表）

医院名称	硬件设施(5分)	管理水平(30分)	KPI评分(30)	再灌注治疗(35)	总分(100分)	排名
上海市第八人民医院	5.00	23.62	12.79	10.00	51.41	19
上海市奉贤区奉城医院	4.00	16.09	12.74	13.00	45.83	20
上海市嘉定区南翔医院	4.00	16.28	11.41	13.00	44.69	21
上海交通大学医学院附属瑞金医院卢湾分院	4.00	18.74	18.52	0.00	41.27	22

四、督查总结

(一) 此次督查发现的亮点

1. 硬件设施评分方面，开展急诊头颅 CTA 的单位为 58 家(87.88%)，有 45 家(68.18%)单位开展急诊 7 天/24 小时多模式影像检查，可为急性脑血管病患者提供更精准的诊疗建议。

2. 管理评分方面，数据库发病 7 天内缺血性脑血管病上报数据达 100%的有 9 家单位，上报数据超过 80%的单位达 38 家(57.6%)，数据填写完整度超过 80%的单位达 65 家(98.5%)；脑出血数量上报数据达 100%的有 10 家，上报数据超过 80%的单位为 22 家。数据填写完整度超过 80%的单位达 60 家(其余 6 家未上传脑出血病例)。

12 家单位真实度核对 100%核实无误，值得肯定。填报错误小于 5 项的单位为 53 家(80.30%)(附录图 1－2)。基于此，本次质控开展全数据 KPI 评分有充分的可信度。

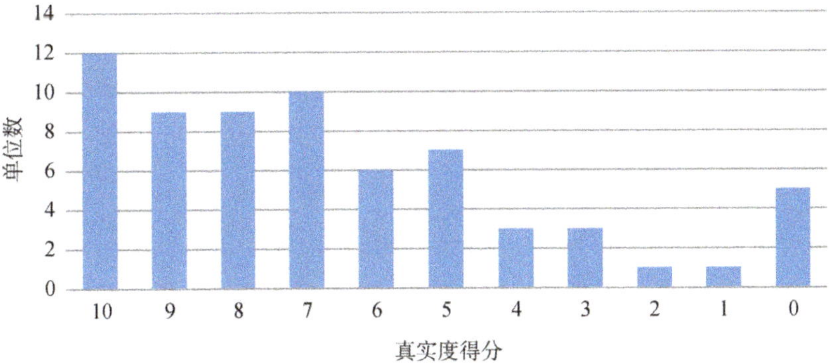

附录图 1-2　真实度评分分布

3. 本次质控采取全数据库病例整体 KPI 评分。在整体 KPI 评分中，缺血性脑血管病得分 80 分以上（100 分制）的单位为 54 家（81.8%）。从附录图 1-3 可见，2023 年总体各项指标较 2022 年

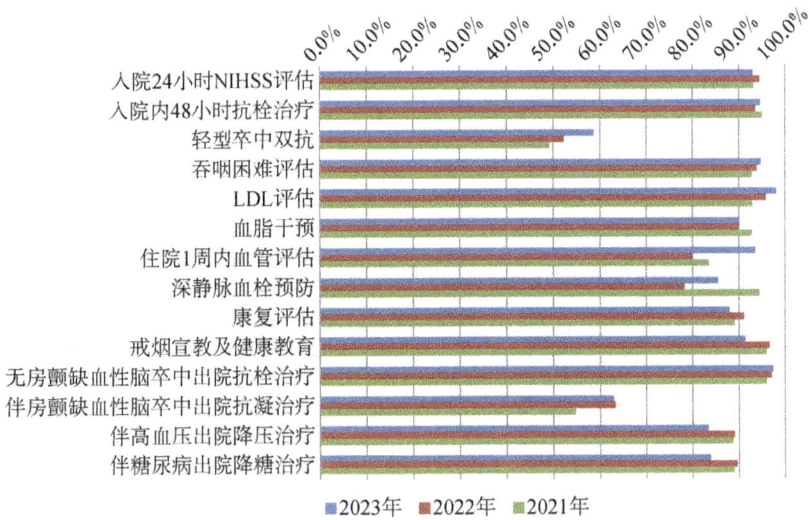

附录图 1-3　缺血性脑血管病 KPI 三年比较

有所改善，尤其是轻型卒中双抗、血脂评估、血管评估及深静脉血栓预防。脑出血得分80分以上(100分制)的单位为44家(66.7%)。

4. 本次质控再次开展了上海地区卒中地图单位开展再灌注治疗的能力和水平的督查，质控通过数据库数据提取的方式开展。2023年全年，上海市脑卒中急救地图单位共上报发病7天内缺血性脑卒中28 500例，静脉溶栓4 102例，发病4.5小时内急性脑梗死再灌注治疗率为52.01%，就诊至静脉溶栓时间(DNT)中位数为45分钟，发病4.5小时内到院的静脉溶栓在院期间死亡率2.6%(附录表1-5)。

附录表1-5　上海市近3年静脉溶栓关键指标

年　度	静脉溶栓患者例数	静脉溶栓率	DNT中位数(分钟)	病死率
2023年	4 102	52.01%	45	2.57%
2022年	3 241	40.50%	50	3.30%
2021年	3 652	39.85%	52	2.74%

发病6小时内到院脑梗死开展急性血管内治疗例数952例，较2022年增加26.9%，但总体前循环大血管狭窄/闭塞治疗率仍较低。急性血管内治疗患者住院期间死亡率为8.7%，较2022年略有减少。

附录表1-6　上海市近3年血管内治疗关键指标

年　度	血管内治疗患者例数	DPT 中位数（分钟）	病死率
2023年	952	155	8.72%
2022年	636	158	10.40%
2021年	614	177	9.93%

（二）从本次检查的结果中发现的主要问题

1. 4家三级医院未能提供急诊CTA/CTP报告，或仅提供门诊、住院病房MRI报告，未能提供开展7天/24小时急诊多模式影像检查的切实依据。

三级医院，尤其是郊区的三级医院在脑卒中救治中应承担起区域急性脑血管病急危重症的诊治及接受下级医院转诊危重症转诊的责任，多模式影像检查对于急性脑梗死缺血半暗带的判定及急诊血管内治疗患者的术前筛选有较为重要的意义，建议三级医院开展。

2. 数据库上报存在问题：缺血性脑血管病16家单位上报数据不足纸质上报的50%；脑出血病史有6家单位无数据上报，另有28家单位上报数据不足纸质上报的50%。部分单位解释，对于数据上报安全性顾虑，导致数据不上报。部分单位主要困境在于超过50%的缺血性脑血管病及脑出血患者并非收住神经内科病房，或神经内科病房不收治脑出血患者，其具体病史信息不全或难以获得而导致上传数据库数量较少。

真实度评价方面，5家单位抽查的纸质病史与数据库不符之处超过10处，评分为0分；22家单位因两份抽查病史在同一KPI项目关键指标处填写错误而导致KPI分数折减。真实度扣分点分布见附录图1-4，主要存在的数据填报问题在于数据的漏填和错填。数据的真实度决定了数据库的整体质量，不实或错误上报可能导致最终KPI计算的偏差而引起决策的偏颇，因此需要进一步加强。

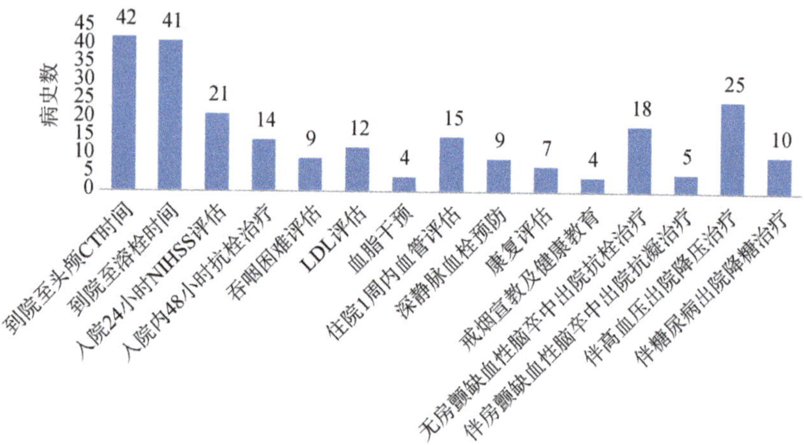

附录图1-4　真实度各项扣分原因病史数(共抽查130份)

3. 缺血性脑血管病专业技术水平主要存在的问题：如附录图1-5所示，数据库KPI评分中扣分超过10%的项目由高到低依次为轻型卒中双抗、伴房颤脑卒中患者出院抗凝治疗、伴高血压患者出院降压治疗、伴糖尿病患者出院降糖治疗、深静脉血栓预防和康复评估。

4. 出血性脑血管病专业技术水平主要存在问题：如附录图1-6所示，数据库KPI评分中扣分超过10%的项目由高到低依次为住院

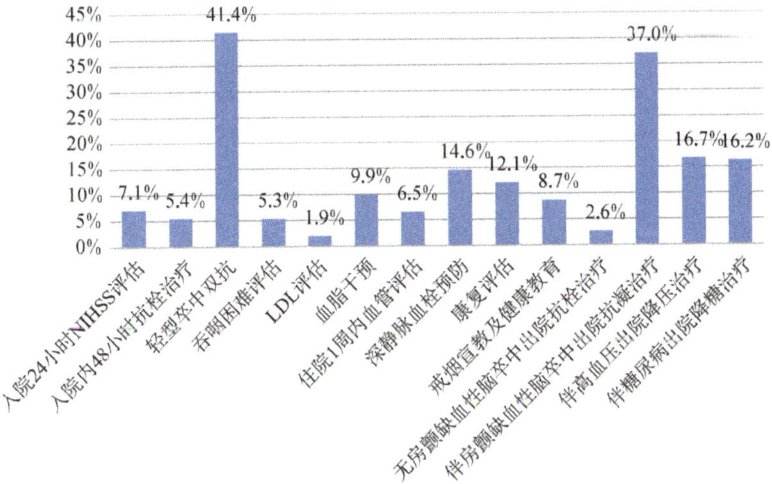

附录图 1-5　缺血性脑血管病 KPI 扣分百分比

期间头颅 MRI/SWI 检查、入院 24 小时头颅 CT 复查、急诊出血量/血肿部位记录、静脉降压治疗、病因评估、康复评价和出院降压治疗。

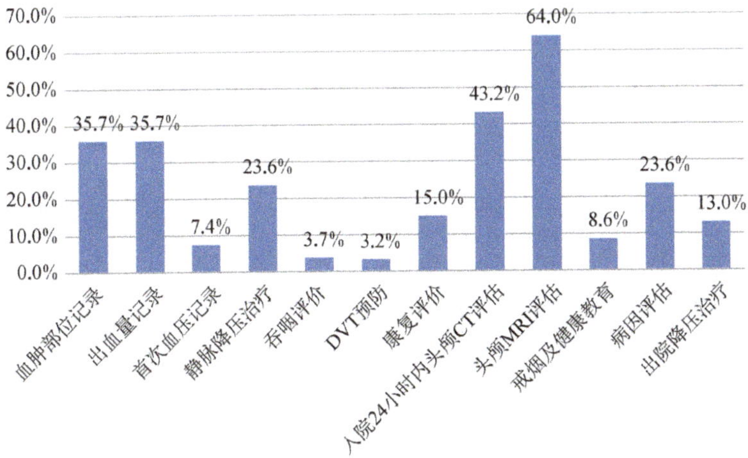

附录图 1-6　脑出血 KPI 扣分百分比

5. 再灌注治疗中，上海交通大学医学院附属瑞金医院卢湾分院、上海市静安区中心医院未上报静脉溶栓病例；另外，基于上报数据库数据统计，上海交通大学医学院附属新华医院、上海市中西医结合医院、海军军医大学第一附属医院、海军军医大学第二附属医院、上海市普陀区人民医院、上海中医药大学附属曙光医院、上海交通大学医学院附属第九人民医院上报急性脑梗死发病 4.5 小时内再灌注治疗率＜35％，且年静脉溶栓例数不足 24 例。9 家单位静脉溶栓 DNT 中位数＞60 分钟，有待进一步改进绿色通道流程。

因大血管狭窄数据补充不足 50％，2023 年发病 6 小时内到院急性脑梗死再灌注治疗率依据数据库 TOAST 分型比例来分析。上海市脑卒中急救地图单位发病 6 小时内到院急性脑梗死再灌注治疗率仅为 19.1％，急性脑梗死急性血管内治疗到院至穿刺时间中位数仅 2 家单位＜90 分钟，全市有待进一步改进流程。

本市海军军医大学第一附属医院、上海交通大学医学院附属新华医院、海军军医大学第二附属医院等医院多学科参与急性脑梗死再灌注治疗，但神经内科之外其他学科并未认真参与该指标的督查，造成考核缺失数据，无法全面、客观评估该指标在上海各家医疗机构的落实情况。上海市医疗质量控制管理事务中心将提升急性脑梗死再灌注治疗率目标工作交由本中心牵头管理，希望各院质量管理部门认真督促相应科室配合督查，切实落实国家卫生健康委员会和本市卫生健康委员会的要求。

（三）整改意见

1. 建议各单位重视质控数据上报。为了配合本市三级医院评审等医疗管理相关工作，加速质控工作信息化进程，减少人力物力投入，避免抽查偏倚，全面评价全市神经内科专科、专病的临床质量，需要各被督查单位大力的配合，积极落实脑卒中等国考病种的结构化病案，完整上报相关病例临床信息。

本中心数据库开展常规网络安全监管，且报备上海市医疗质量控制管理事务中心和市卫生健康委员会，希望个别单位切实及时填报。

目标：2025年全市三级医院脑卒中结构化病案普及率60％以上，脑卒中病例信息化上报率60％以上。

2. 建议优化提升急性脑梗死再灌注治疗率。各地图单位应积极提高发病4.5小时内脑梗死的静脉溶栓率和发病6小时内前循环大血管闭塞性脑梗死血管内治疗率，增加患者获得再灌注治疗的机会；积极改进卒中院内急救流程，尽可能缩短就诊至静脉溶栓时间、就诊至动脉穿刺时间，以降低再灌注治疗可能带来的并发症。

本中心将进一步组织再灌注治疗相关专业知识及流程管理培训，以期提高全市再灌注治疗能力，更好地为全市人民服务。本中心将同步召集专家委员会，根据指南和专家共识的更新，调整急性脑梗死再灌注治疗率目标。

目标：2025年发病4.5小时内脑梗死接受再灌注治疗率达到45％（发病4.5小时内脑梗死接受再灌注治疗包括发病4.5小时内脑梗死静脉溶栓和发病4.5小时内前循环大动脉闭塞性脑梗死接受急诊

血管内治疗)；发病 6 小时内前循环大动脉闭塞性脑梗死接受急诊血管内治疗率达到 50%；本市脑卒中急救地图单位年静脉溶栓例数 24 例以上。

3. 建议提升脑卒中临床关键质量指标。针对缺血性脑血管病和脑出血专业技术方面的问题，要加强对各级单位的专业知识更新和培训，进一步强调各项 KPI 指标与临床患者预后的相关性。

目标：缺血性脑血管病轻型卒中双抗、房颤患者抗凝不良率下降 20%；脑出血住院期间头颅 MRI/SWI 检查不良率下降 20%。

同时，我中心将组织专家委员会研讨，修改目前评分标准中不足之处，并将评分情况及时反馈给各被督查单位，让各单位认识到自身不足。

我市神经内科脑血管病(脑卒中)整体临床质量进步，归因于我市神经内科临床质量控制中心和上海市脑卒中预防与救治中心等机构对上海地区脑卒中救治工作的重视。我市神经内科和相关科室医务人员严格要求熟练掌握脑卒中临床救治的专业知识，并怀着对脑卒中患者的强烈责任心。

基于前期部分医院信息化管理中输入信息的数量及病史的质量不断优化改进，我们将在“十四五”末进一步推动全样本病历信息的总体打分，减少随机取样和双盲评定人力投入和潜在偏倚，更为真实、全面、客观地评价医疗机构的医疗质量，发现问题，不断改进。

上海市神经内科临床质量控制中心

2024 年 7 月

附录二

2024年下半年上海市神经内科临床质量控制中心质控督查报告

为了进一步规范神经内科临床诊疗工作，提高神经内科服务水平，上海市神经内科临床质量控制中心(以下简称“质控中心”)于2024年11月1日—30日，按照制定的统一标准，对全市开设神经内科的医疗机构进行质控督查。拟定督查单位为86家(包括81家公立医院总院/部、分院/部，5家社会办医疗机构)。因上海市中医医院两个院区为同一账号上报数据库，故本次质控两个院区合并计分；因3家单位(上海市公共卫生临床中心、上海市光华中西医结合医院、上海市徐汇区大华医院)为首次参加质控，未能按要求完成数据库填报工作，故不予计分。

一、督查方案概要

1. 督查病种：脑梗死(ICD10：I63.XXX)、短暂性脑缺血发作(ICD10：G45.900)、脑出血(ICD10：I61.XXX)、癫痫(ICD－10：G40.x00)、全面性强直阵挛性癫痫持续状态(ICD－10：G41.001)、癫痫全面性强直-阵挛发作持续状态(ICD－10：G41.000x002)、帕金森病(ICD－10：G20.x00)。

2. 督查采集病史时间段：2023年10月—2024年9月。

3. 督查内容：从硬件设施、管理水平和专业技术水平三个方面开展督查工作。本次硬件设施主要考察各单位开展急诊多模式影像的情况。管理水平考察各单位数据库上报情况。专业技术水平考察脑血管病全数据库 KPI，三级医院增加帕金森病和癫痫的考核，采用随机采样及盲法评估方式，详见附录图 2－1、附录图 2－2。

非三级公立医院、社会办医疗机构

上海市医疗质量控制管理事务中心
上海市神经内科临床质量控制中心

督查项目		督查内容	督查方法
硬件设施（5分）		7天/24小时急诊多模式影像开展 急诊CTA（4分） 急诊CTP/MRI（1分）	1.提供急诊设备照片 2.提供非工作时间（周中17:00-次日8:00，周末，节假日）急诊多模式影像检查单 注：上半年质控督查已提交材料且未扣分的单位无需再次提交
管理水平（35分）	缺血性脑血管病病例数量上报完整度（5分）	2023年10月-2024年9月 数据库病例数量上报 及信息填写完整度	• 上报病例要求：发病7天内缺血性脑血管病和脑出血 • 上报数据库： ➢ 上海市脑卒中预防与救治服务体系数据库
	缺血性脑血管病病例数据库填写完整度（5分）		
	脑出血病例数量上报完整度（5分）		
	脑出血病例数据库填写完整度（5分）		工作人员比对数据库数据与2份纸质病历扫描件内容一致性，一处不一致扣1分，每家单位上限15分
	真实度评分（15分）		
专业技术水平（60分）	数据库KPI（60分）	48小时内抗血小板治疗、轻卒中/TIA双抗治疗、吞咽评估、血脂评价、血管评价、DVT预防、康复评价、戒烟咨询及健康教育、出院抗栓治疗、房颤抗凝治疗、出院时二级预防 参考《上海市神经内科临床质量控制中心缺血性脑卒中质控督察表使用说明（2023年10月版）》	• 时间范围为2023年10月至2024年9月 • 如数据库缺血性脑血管病病例信息数量评分<2.5分，则该项评分结果减半；如数据库真实度评分相关细项两份病史均被扣分，则该细项不得分

附录图 2－1　非三级公立医院及社会办医疗机构质控办法

三级公立医院

上海市医疗质量控制管理事务中心
上海市神经内科临床质量控制中心

督查项目		督查内容	督查方法
硬件设施（5分）		同非三级公立医院	
管理水平（35分）	缺血性脑血管病病例数量（5分）		
	缺血性脑血管病病例完整度（5分）		
	脑出血病例数量（5分）		
	脑出血病例完整度（5分）		
	真实度评分（15分）		
专业技术水平（60分）	数据库KPI（50分）		
	帕金森病（5分）	参考《上海市神经内科临床质量控制中心帕金森病质控督察表（2021年7月版）》	随机采样+盲法评估
	癫痫（5分）	《上海市神经内科临床质量控制中心癫痫质控督察表（2021年7月版）》	

附录图 2－2　三级公立医院质控办法

二、督查结果

附录表 2-1 2024年度下半年三级甲等公立医院神经内科临床质控得分

排名	医院名称	硬件设施(5分)	管理部分(35分)	专业技术部分(60分)	总分(100分)
1	复旦大学附属华山医院(虹桥院区)	5	34.45	54.21	93.65
2	复旦大学附属华山医院	5	34.47	53.57	93.05
3	复旦大学附属华东医院	5	33.36	52.80	91.16
4	复旦大学附属中山医院	5	30.83	54.89	90.72
5	上海市第一人民医院	5	29.09	56.58	90.66
6	上海交通大学医学院附属第九人民医院(北部)	4	28.05	54.83	86.87
7	上海交通大学医学院附属瑞金医院	5	32.19	48.46	85.65
8	上海交通大学医学院附属第九人民医院(本部)	5	31.17	49.17	85.33
9	上海市第一人民医院(南院)	5	24.60	55.15	84.76
10	海军军医大学第二附属医院	5	24.94	50.11	80.06
11	同济大学附属东方医院	5	22.71	52.08	79.79

（续表）

排名	医 院 名 称	硬件设施 (5 分)	管理部分 (35 分)	专业技术部分 (60 分)	总分 (100 分)
12	复旦大学附属华山医院(宝山院区)	0	30.34	44.99	75.33
13	海军军医大学第三附属医院	5	26.51	42.47	73.98
14	上海市第十人民医院	5	23.44	42.68	73.24
15	上海交通大学医学院附属瑞金医院北院	5	25.56	44.49	72.93
16	上海市同济医院	4	24.47	44.23	72.70
17	上海市第六人民医院东院	5	25.58	40.08	70.66
18	上海交通大学医学院附属新华医院	4	23.29	41.97	69.26
19	同济大学附属东方医院(南院)	5	17.95	40.11	63.06
20	上海交通大学医学院附属仁济医院	5	25.18	27.44	57.62
21	上海市第六人民医院	5	23.96	24.67	53.63
22	上海交通大学医学院附属仁济医院南部	5	26.65	21.16	52.81
23	海军军医大学第一附属医院	5	14.57	27.24	46.81

附录表 2－2　2024 年度下半年三级乙等公立医院神经内科临床质控得分

排名	医院名称	硬件设施（5 分）	管理部分（35 分）	专业技术部分（60 分）	总分（100 分）
1	上海市杨浦区中心医院	5	34.36	57.52	94.42
2	复旦大学附属中山医院青浦分院（青浦中心）	5	31.90	54.92	94.28
3	上海市浦东新区周浦医院	5	34.84	51.61	91.45
4	复旦大学附属浦东医院	4	32.76	54.12	90.88
5	上海市奉贤区中心医院	5	28.55	55.62	89.18
6	上海市浦东新区人民医院	5	31.36	51.84	88.20
7	上海市同仁医院（原长宁中心）	5	29.70	51.74	86.44
8	上海市徐汇区中心医院	4	27.27	54.89	86.16
9	上海市普陀区中心医院	5	26.42	52.60	84.03
10	复旦大学附属金山医院	5	24.85	52.03	81.88
11	上海市浦东新区公利医院	5	28.64	46.90	80.54
12	复旦大学附属闵行医院	4	28.55	43.71	76.26
13	上海市松江区中心医院	5	21.74	49.00	76.01
14	上海市第五人民医院	5	22.01	48.67	75.41
15	上海健康医学院附属崇明医院	0	26.63	43.50	70.13
16	上海市静安区中心医院	0	21.50	24.49	46.00

附录表2－3　2024年度下半年三级中医院神经内科临床质控得分

排名	医院名称	硬件设施(10分)	管理部分(30分)	专业技术部分(60分)	总分(100分)
1	上海中医药大学附属龙华医院(航头院区)	5	34.97	56.16	96.13
2	上海中医药大学附属岳阳中西医结合医院	5	29.94	55.64	90.58
3	上海市第七人民医院	5	30.31	54.91	90.22
4	上海市宝山区中西医结合医院	5	24.98	55.12	85.10
5	上海中医药大学附属龙华医院	4	24.19	53.64	81.84
6	上海市中医医院	5	21.92	53.55	80.48
7	上海市中西医结合医院(虹口区)	5	21.64	43.90	70.54
8	上海中医药大学附属曙光医院	5	0.00	6.70	11.70

附录表2－4　2024年度下半年二级综合公立医院神经内科临床质控得分

排名	医院名称	硬件设施(5分)	管理部分(35分)	专业技术部分(60分)	总分(100分)
1	上海建工医院	5	33.42	56.28	94.70
2	上海市杨浦区市东医院	5	34.18	55.20	94.37
3	上海市静安区市北医院	5	31.30	58.02	94.32

（续表）

排名	医院名称	硬件设施（5分）	管理部分（35分）	专业技术部分（60分）	总分（100分）
4	上海市杨浦区控江医院	5	34.08	55.01	94.09
5	上海市嘉定区中心医院	5	30.20	57.05	92.25
6	上海市静安区闸北中心医院	5	33.89	52.48	91.37
7	上海市虹口区江湾医院	4	30.74	56.09	90.83
8	上海市普陀区人民医院	4	33.72	52.76	90.48
9	复旦大学附属中山医院吴淞医院	5	29.02	56.29	90.30
10	上海市宝山区仁和医院	5	32.00	51.53	88.53
11	上海市松江区泗泾医院	4	29.90	54.59	88.49
12	上海市第四人民医院	5	26.84	55.33	87.17
13	上海市第六人民医院金山分院（金山中心）	5	27.23	53.94	86.16
14	上海中冶医院	5	29.62	51.06	85.68
15	上海市普陀区利群医院	4	31.43	50.24	85.66
16	上海市金山区亭林医院	4	26.63	52.05	82.68
17	上海市浦东新区浦南医院	5	26.09	51.24	82.33
18	上海市第八人民医院	5	23.64	52.50	81.15
19	上海市宝山区罗店医院	5	27.55	47.33	79.88
20	上海市嘉定区安亭医院	5	27.99	45.89	78.89

(续表)

排名	医院名称	硬件设施(5分)	管理部分(35分)	专业技术部分(60分)	总分(100分)
21	上海市嘉定区南翔医院	4	24.36	50.01	78.37
22	海军特色医学中心	0	31.37	45.91	77.27
23	上海交通大学医学院附属第九人民医院(黄浦分院)	4	23.71	47.80	75.51
24	上海交通大学医学院附属仁济医院宝山分院	5	19.93	38.23	63.16
25	上海市第十人民医院崇明分院	5	23.91	28.24	57.14
26	上海市奉贤区奉城医院	4	27.17	25.13	56.30
27	中国人民解放军第 905 医院	0	20.91	32.81	53.72
28	上海交通大学医学院附属瑞金医院卢湾分院	4	9.79	34.51	48.30
29	上海市第一人民医院嘉定分院(江桥医院)	4	12.88	26.50	43.38
30	上海市松江区九亭医院	0	0.00	0.00	0.00

附录表 2-5　2024 年度下半年社会办医疗机构神经内科临床质控得分

排名	医院名称	硬件设施(5分)	管理部分(35分)	专业技术部分(60分)	总分(100分)
1	上海天佑医院	0	22.85	55.27	78.12
2	上海德济医院	5	19.10	47.99	72.09

（续表）

排名	医 院 名 称	硬件设施（5 分）	管理部分（35 分）	专业技术部分（60 分）	总分（100 分）
3	上海蓝十字脑科医院	0	9.85	46.01	55.86
4	上海安达医院	0	4.07	20.88	24.95
5	上海曲阳医院	0	0.00	0.00	0.00

三、督查总结

（一）此次督查发现的亮点

1. 本年度年底质控督查情况较去年有明显提高，总体优良率（总分≥80 分）达到了 54.9，同比增长 12 个百分点，其中以三级中医院优良率最高，达 75%。复旦大学附属华山医院（虹桥院区）、上海市杨浦区中心医院、上海中医药大学附属龙华医院（航头院区）、上海建工医院以及上海天佑医院分别位居三级甲等、三级乙等、三级中医药、二级

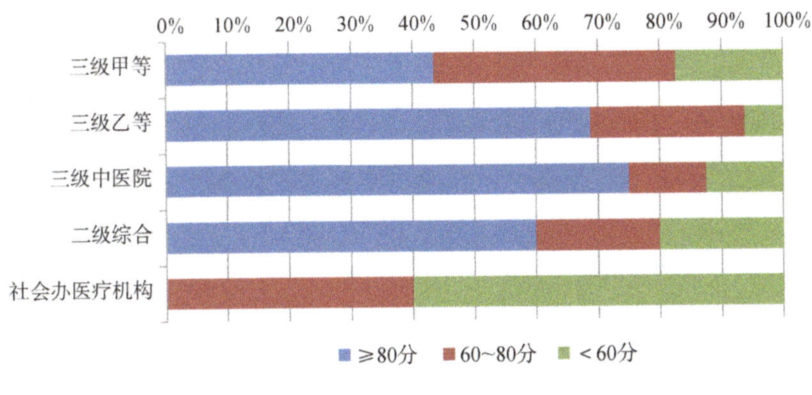

附录图 2－3　各类单位质控总分分布

综合医院和社会办医疗机构的总分榜首。

2. 全市已有55家单位(67.1%)开展7天/24小时急诊多模式影像检查，较去年增加10家。多模式影像的开展，有利于超时间窗或发病时间不明脑梗死患者静脉溶栓的开展，以及拟急诊血管内治疗的大血管病变脑梗死患者的筛选，为急性脑梗死再灌注质量“质”和“量”的提高保驾护航。

3. 管理部分考核仍以上报数据库填报工作完成情况为主要考核指标。50家单位(60.9%)的单位数据库缺血性脑血管病病例上报率超过80%，同比增长7.7个百分点。其中8家单位完成数据100%上报；值得肯定的是，在12家收治缺血性脑血管病例数超过1 000例的单位中，有9家单位上报完整度超过50%，复旦大学附属闵行医院、复旦大学附属浦东医院、上海市第七人民医院、上海市浦东新区周浦医院均超过80%，共有27家单位上报例数超过500例。且96.3%的单位填写完整度均超过80%。

从各医疗机构书面上报数据可见，全市自2023年10月—2024年9月收治急性缺血性脑卒中47 664例，其中静脉溶栓5 413例，较去年增加14.3%；急性血管内治疗2 551例，较去年增加17.2%；收治脑出血6 011例，较去年减少3.5%。数据库上报缺血性脑卒中33 356例，上报率70.0%，同比增长10.7个百分点；其中静脉溶栓上报4 671例，上报率为86.3%，同比减少2个百分点；急性血管内治疗上报1 667例，上报率为65.3%，同比增长5.4个百分点。

根据数据库数据计算，发病4.5小时内到院的急性脑梗死患者占发病 7 天内到院脑梗死的 31.85%，排除禁忌后静脉溶栓的例数为 4 197 例，静脉溶栓率为 48.49%，到院至静脉溶栓开始时间(DNT)中位数为 45 分钟，二级医院的 DNT 中位数更短，为 41 分钟。发病 6 小时内到院的急性脑梗死有 20.53%的患者存在前循环血管闭塞/中重度狭窄，其中行急诊血管内治疗的患者比例为 30.64%，就诊至穿刺中位时间为 138 分钟，住院期间死亡率 7.35%。全市再灌注治疗情况见附件 5。

4. 缺血性脑血管病 KPI 平均分为 82.03 分，基本与去年持平。帕金森病和癫痫病史盲法评分平均分分别为 77.20 分和 75.77 分，较去年有明显的提高。癫痫的各项指标扣分较去年有明显改善(附录图 2-4)，帕金森病除了头颅影像评估和认知障碍评估，其余指标也较去年有明显改善(附录图 2-5)。

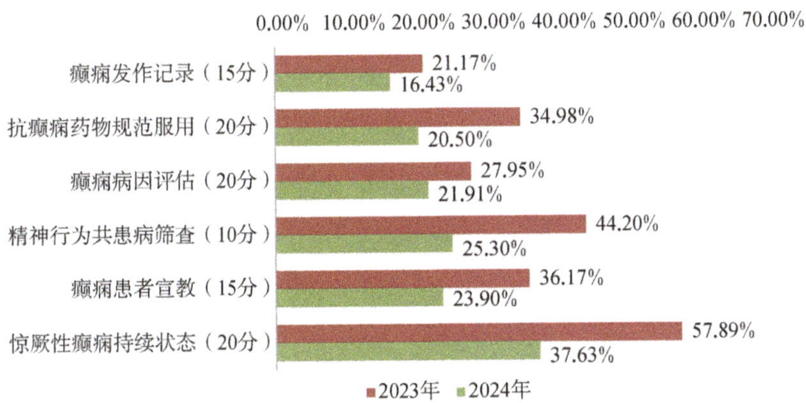

附录图 2-4　癫痫专业技术评分各项扣分比例

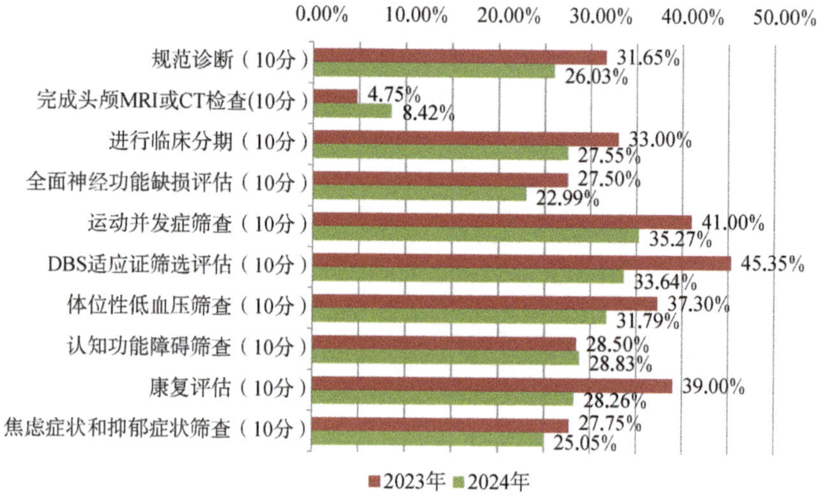

附录图 2－5　帕金森病专业技术评分各项扣分比例

（二）从本次检查的结果中发现的主要问题：

1. 硬件设施方面，有 3 家三级甲等医院未开展急诊头颅灌注影像检查，仅开展头颅血管影像检查；1 家三级甲等医院未开展急诊多模式影像检查。

2. 数据库上报存在问题：上海曲阳医院、上海中医药大学附属曙光医院、上海市松江区九亭医院未上传脑血管病数据库数据，另有 9 家单位上报数据不足纸质上报的 50％。

脑出血病史有 11 家单位无数据上报，其中上海安达医院和上海市中医医院无脑出血收治病例，另有 31 家单位上报数据不足纸质上报的 50％，可能与脑出血患者收治于非神经内科病房有关。

真实度评价方面，有 1 家单位抽查的纸质病史与数据库关键信息不符之处超过 15 处，评分为 0 分；2 家单位抽查时数据库尚未输入数据，故评分为 0 分；另有 11 家单位纸质病史与数据库关键信息不符之处超过 8 处。

3. 缺血性脑血管病专业技术水平主要存在问题：除了伴 AF 患者的出院抗凝治疗较前提高，大部分 KPI 指标较 2023 年均有下降(附录图 2－6)。说明对于缺血性脑血管病的标准化住院管理有所懈怠，需要敦促整改。

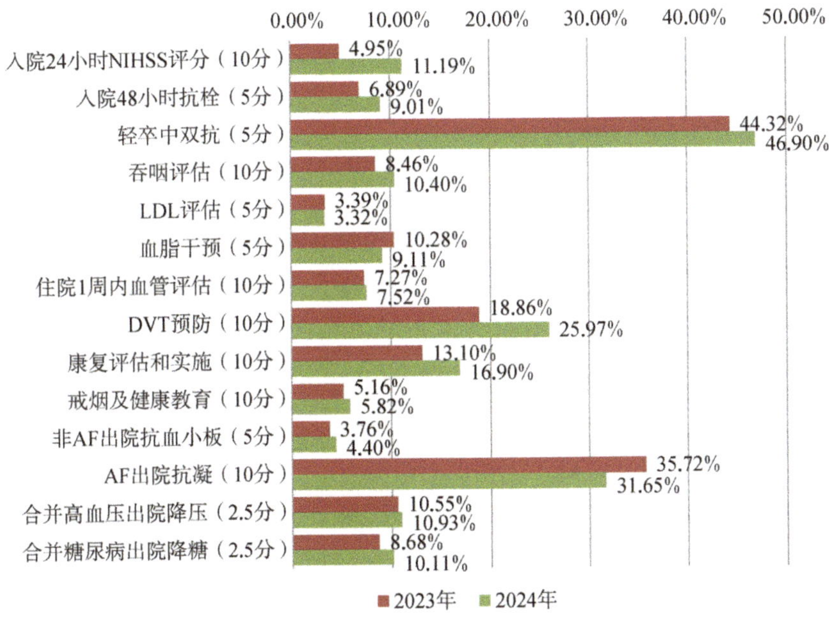

附录图 2－6　缺血性脑血管病 KPI 扣分比例

(三) 整改意见

1. 本质控中心将持续敦促和协助各单位，尤其是部分二级医疗机构、社会办医疗机构进行数据上报工作。在大数据时代，质控工作信息化进程需要持续推进，以期做到实时监测与反馈。本质控中心将协助督查单位推进卒中结构化电子病案改革，方便数据自动抓取，减少数据上报错误率，减轻一线临床工作人员工作量。

2. 针对缺血性脑血管病，本质控中心将继续推动急性脑梗死的救治和二级预防工作，努力提高本市急性脑梗死再灌注治疗率。本质控中心将加强与院前急救系统的合作共建，开展院前和院内的多方人员培训工作，提高全流程人员的急救意识；同时联合相关学术组织，提高对全市民众的科普力度，缩短患者发病到院的时间；继续改进全市脑卒中急诊绿色通道流程，进一步缩短患者到院至用药时间，促进脑卒中患者预后改善。加强脑卒中住院标准化单病种管理，尤其是对卒中危险因素的筛查和管理、卒中二级预防抗栓方案的管理，进一步加强培训和监督。

3. 进一步规范三级医院收治癫痫和帕金森病的临床诊疗，加强临床诊疗专业知识培训，明确癫痫及帕金森病住院收治指征，注重完善住院患者的病情评估完整性和一致性。可考虑参考脑血管病制定结构化病史和单病种流程，以提醒临床一线工作者及时完成评估工作。

4. 针对以上情况，质控中心将组织专家委员会研讨，修改目前评分标准中不足之处，并将评分情况及时反馈给各督查单位，让各医院认识到自身不足，以期尽快改进。

附录三

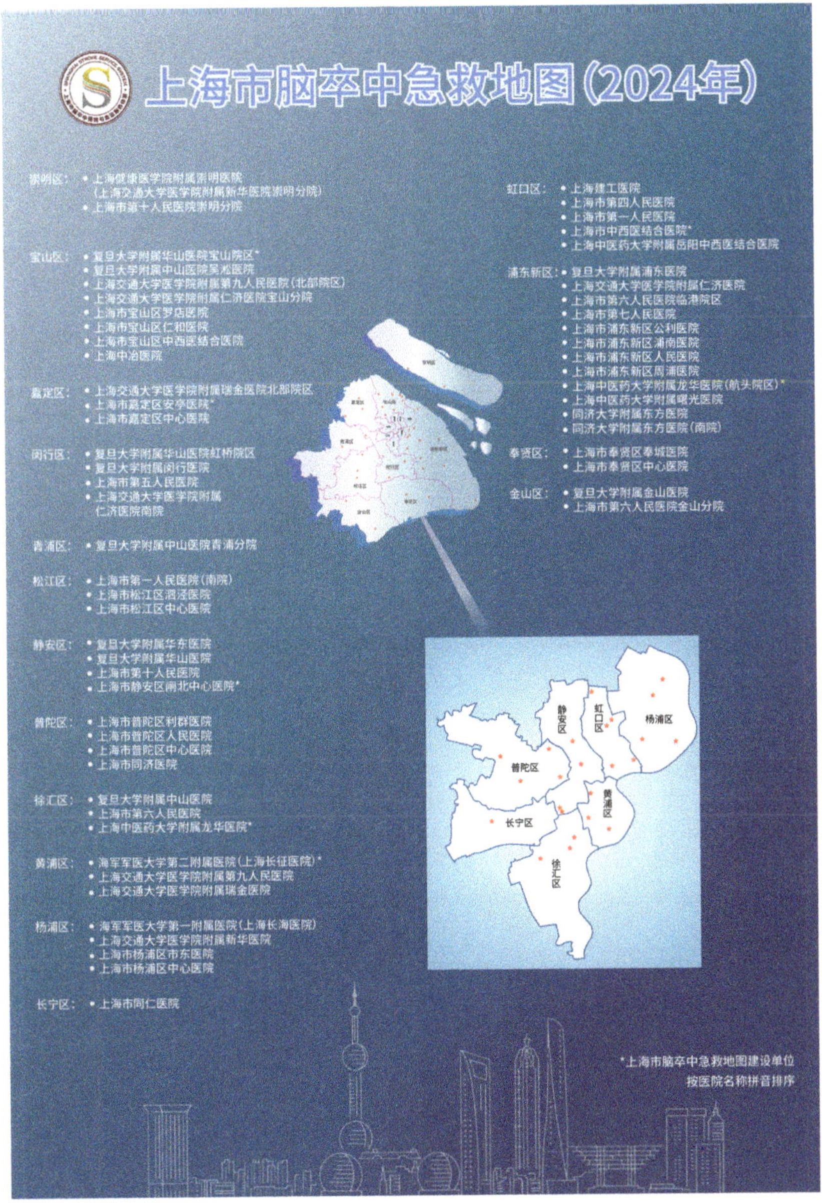
上海市脑卒中急救地图（2024年）
崇明区：
• 上海健康医学院附属崇明医院
（上海交通大学医学院附属新华医院崇明分院）
• 上海市第十人民医院崇明分院
宝山区：
• 复旦大学附属华山医院宝山院区*
• 复旦大学附属中山医院吴淞医院
• 上海交通大学医学院附属第九人民医院（北部院区）
• 上海交通大学医学院附属仁济医院宝山分院
• 上海市宝山区罗店医院
• 上海市宝山区仁和医院
• 上海市宝山区中西医结合医院
• 上海中冶医院
嘉定区：
• 上海交通大学医学院附属瑞金医院北部院区
• 上海市嘉定区安亭医院*
• 上海市嘉定区中心医院
闵行区：
• 复旦大学附属华山医院虹桥院区
• 复旦大学附属闵行医院
• 上海市第五人民医院
• 上海交通大学医学院附属
仁济医院南院
青浦区：
• 复旦大学附属中山医院青浦分院
松江区：
• 上海市第一人民医院（南院）
• 上海市松江区泗泾医院
• 上海市松江区中心医院
静安区：
• 复旦大学附属华东医院
• 复旦大学附属华山医院
• 上海市第十人民医院
• 上海市静安区闸北中心医院*
普陀区：
• 上海市普陀区利群医院
• 上海市普陀区人民医院
• 上海市普陀区中心医院
• 上海市同济医院
徐汇区：
• 复旦大学附属中山医院
• 上海市第六人民医院
• 上海中医药大学附属龙华医院*
黄浦区：
• 海军军医大学第二附属医院（上海长征医院）*
• 上海交通大学医学院附属第九人民医院
• 上海交通大学医学院附属瑞金医院
杨浦区：
• 海军军医大学第一附属医院（上海长海医院）
• 上海交通大学医学院附属新华医院
• 上海市杨浦区市东医院
• 上海市杨浦区中心医院
长宁区：
• 上海市同仁医院
虹口区：
• 上海建工医院
• 上海市第四人民医院
• 上海市第一人民医院
• 上海市中西医结合医院*
• 上海中医药大学附属岳阳中西医结合医院
浦东新区：
• 复旦大学附属浦东医院
• 上海交通大学医学院附属仁济医院
• 上海市第六人民医院临港院区
• 上海市第七人民医院
• 上海市浦东新区公利医院
• 上海市浦东新区浦南医院
• 上海市浦东新区人民医院
• 上海市浦东新区周浦医院
• 上海中医药大学附属龙华医院（航头院区）*
• 上海中医药大学附属曙光医院
• 同济大学附属东方医院
• 同济大学附属东方医院（南院）
奉贤区：
• 上海市奉贤区奉城医院
• 上海市奉贤区中心医院
金山区：
• 复旦大学附属金山医院
• 上海市第六人民医院金山分院
静安区
虹口区
杨浦区
普陀区
黄浦区
长宁区
徐汇区
*上海市脑卒中急救地图建设单位
按医院名称拼音排序